◎骨伤必读丛书◎

颈腰椎病必读

沈钦荣　张居适　主编

中国中医药出版社
·北　京·

图书在版编目（CIP）数据

颈腰椎病必读/沈钦荣，张居适主编. —北京：中国中医药出版社，2015.6（2023.11重印）

（骨伤必读丛书）

ISBN 978 - 7 - 5132 - 2018 - 7

Ⅰ.①颈…　Ⅱ.①沈…　②张…　Ⅲ.①关节疾病 - 防治　Ⅳ.①R684

中国版本图书馆 CIP 数据核字（2014）第 208794 号

中 国 中 医 药 出 版 社 出 版

北京经济技术开发区科创十三街31号院二区8号楼

邮政编码　100176

传真　010 64405721

河北省武强县画业有限责任公司印刷

各地新华书店经销

*

开本 880×1230　1/32　印张 6.375　字数 141 千字

2015 年 6 月第 1 版　2023 年 11月第 5 次印刷

书　号　ISBN 978 - 7 - 5132 - 2018 - 7

*

定价　30.00 元

网址　www.cptcm.com

《骨伤必读丛书》编委会

前　言

在近三十年日复一日的临床工作中，我们接待了数以万计的患者朋友。这其中，有难忘的喜悦，也有铭心的困惑和无奈。我们常常为替患者解除了病痛而喜悦，为不断发明的医学新理论、新技术、新设备而振奋；然而，面对一些无法解决的老问题及不断出现的新问题，面对患者的诸多病痛而束手无策时，也常常无奈和自责；在患者要求我们回答他得的"是什么病？该怎么治？为什么要这样治？"诸多问题时，也深感困惑和自己的不足。不仅仅对一些疑难病难以回答，即使是一些常见病、多发病，一些已经被我们治好了的病，要回答清楚，要让患者满意也很难。但这是我们医生必须努力去做到的事，我们有这个义务。

在困惑和无奈之外，我们也有意外发现：有些患者功能恢复得非常满意，比我们预计的要快要好。在探求其原因时发现，其奥秘只不过是按照医生嘱咐的注意事项认真去做罢了，就那么简单。这给我们很大启示，在骨伤疾病的诊疗过程中，只有充分发挥患者自身的主动性，才能获得最佳的效果。

有时，我们花了很大精力，把手术做得很完美，骨折复位天衣无缝，但由于术后功能锻炼的注意事项交待不够，或患者配合不够，常常出现功能恢复糟糕的后果。临床上，我们遇到的不少疾病，都与职业、生活习惯有密切关联，即使这次治愈了，但若不改正不良习惯，很容易复发，因为致病的病因依然存在。医生的责任，不但是要把这次的病治好，还要让它少复发，最好不再发，最起码得延长复发间隙的时间。疾病的诊断是医生的事，骨折、脱位的整复是医生的事，但功能恢复如何，很重要的因素取决于患者配合的主动性，主动者效果佳，被动者效果不佳。医生必须把如何配合的方法及其中的利弊，原原本本地告诉患者，并督促患者积极有效地执行。教给患者早日恢复功能、预防复发的方法，与治疗同样重要，甚至更重要。

为此，我们利用诊余时间，编写了这套《骨伤必读丛书》，包括《骨折必读》《颈腰椎病必读》《神经与运动损伤必读》3册，目的是让更多人了解有关骨骼、骨关节、软组织的生理功能、病理变化的基本知识，一些常见病的治疗方法，以及患者需要配合的事项，努力回答"是什么病？该怎么治？为什么要这样治？"健康者可以借此预防相关疾病，患病者可以借此更好地配合治疗，从而获得理想的功能恢复。授人以鱼，不如授人以渔，这是我们编写本书的目的所在。

沈钦荣　张居适
2015 年 5 月

目录
CONTENTS

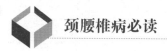

颈椎病

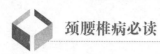
腰椎间盘突出症

生活中的应对方法

目
录

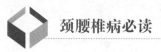

有关骨关节病的基本知识

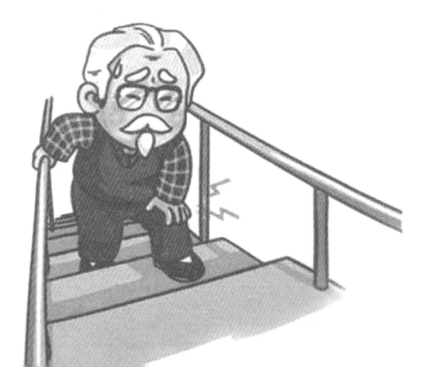

◎骨关节病的定义

　　骨关节病是一种以局部关节软骨退变、骨质丢失、关节边缘骨赘形成、关节畸形和关节下骨质致密为特征的慢性关节疾病，又称骨关节炎、增生性关节炎、老年性关节炎、退化性关节炎、肥大性关节炎，其主要改变是关节软骨退行性病变及继发性骨质增生。本病的常见病变部位有颈、腰椎和膝、髋等关节。

　　目前，骨关节病发生的原因尚不完全清楚，但与年龄、遗传因素有一定关系，女性、肥胖者、活动量大者好发，发病的因素有过劳、受凉或外伤，其中最主要的是过劳。过劳常常使骨关节超负荷工作，慢性长期磨损骨关节，日积月累就会诱发骨关节炎，引起关节疼痛或活动困难。受凉可以使肌肉痉挛、水肿等，造成骨关节周围的软组织发生炎性反应，引起疼痛或活动困难。外伤可直接伤害骨关节，轻者造成软组织损伤，重者损伤骨关节或骨质本身。

　　骨关节病是慢性退行性疾病，现在临床上虽有不少药物能有效控制其症状，但还没有一种方法能完全治愈它。因此，早期积极预防，规范化治疗，并配合本人生活姿势、工作的调适

3

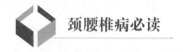

很有必要。

◎眼见为实的困惑——影像检查结果与临床所见不一致的矛盾

老王和老李都是我的老患者，患的都是膝骨关节病。一天，老王拿着自己的X线片与老李的片子进行仔细比较，突然像发现新大陆似的问我："大夫，为什么他的骨刺长得比我长，但还是我疼得厉害呢？"我告诉他，医学上将有影像学改变而无临床症状者，称之为"放射学骨关节炎"；有类似症状而无影像学改变者，可能是早期的髌骨软化症或局部软组织损伤等原因所致，现阶段不一定是骨关节病，但极易发展为骨关节病。

膝骨关节病的疼痛程度，与医学影像检查结果不一致的原因，除了不同患者的体质因素外，与引起疼痛的病因有十分密切的关系。临床上膝骨关节病引起疼痛的病因主要有：①关节内的滑膜组织并发炎症；②关节囊收缩；③关节软骨下方的骨组织发生细微骨折；④关节局部骨静脉压力增高；⑤关节软骨震荡吸收能力减弱；⑥关节面摩擦感增强；⑦关节内游离体；⑧骨赘。由于造成疼痛的因素很多，而表现在影像学上的征象可能只是其中的一方面或者几个方面，无法全面表现出来，这是原因之一；每个患者的神经走行、耐受性不同，其疼痛程度就不一样，这与影像学上的征象并没有关系，这是原因之二。

老王又问："既然影像学改变与临床的表现程度并不一定

一致，又何必要检查呢？"我告诉他，膝骨关节病进行影像学检查，其意义可以用于早期诊断，了解病情进展情况，预测预后，并排除其他疾病。对有些患者虽然目前局部疼痛十分明显，但影像学检查并不严重者，我们告知患者这可能是膝关节软组织无菌性炎症所致，经过适当的治疗和休息，症状会很快减轻；对有些患者虽然目前疼痛并不严重，但影像学检查显示关节面破坏严重者，我们则告知其预后不佳，今后可能需要行人工关节置换。

◎骨关节病不能断根的秘密

老王今天又来医院找我了，还没坐下，就对我诉起苦来，问道："医生，我可被这个病害苦了，虽说到您这儿治疗效果也不错，但反反复复，什么时候才能完全治好这个病啊？"很多骨关节病患者都会提出这个问题。骨关节病到底能否根治呢？

毋庸置疑，"根治"是患者最关心的问题，也是每一个患者的共同愿望。寻找"根治"以解除病痛是人之常情，尤其是那些深受疾病折磨的患者，谁敢说他们应该放弃追求健康的权利？但科学事实告诉我们，很多疾病是无法根治的，除了能够产生终生免疫的疾病以外。许多疾病的治疗只能缓解症状和减缓病程的发展，或给予积极预防、对症治疗，减轻疾病带来的痛苦。骨关节病和老花眼、白头发一样，都是人体衰老的征兆，从理论上讲，骨质增生、软骨磨损只会越来越重。目前，

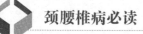

临床上常用的关节置换术，可以结束骨关节病的进程，但这是另一种意义的"根治"。

骨关节病不能根治，不等于不能治，目前临床上通过早期积极有效的预防，中西医配合治疗，很多患者可以临床治愈，或获得显效，对于关节疼痛、功能障碍，严重影响日常生活者，通过关节置换也可获得满意疗效。随着世界上各国医学科研工作者对骨关节病病因、病理的进一步深入研究及新药的研发，相信会有更好的特效药问世。面对现实，积极预防和治疗是骨关节病患者的明智选择。

◎骨与筋的血肉关系

为弄清楚这个问题，我们首先要明白什么是"筋"，它代表着哪些组织？因为大家对骨的概念是清楚的。"筋"是中医的概念，它包括现代医学的肌肉、肌腱、韧带、筋膜、腱鞘、滑囊、关节囊等多种软组织，简单地说，"筋"就是在骨关节周围的软组织，它既为骨、软骨提供营养支持，又起到一定的保护作用，是完成关节正常功能的重要组成部分。骨关节病的实质是骨、软骨的退行性变，那么，这种退行性变对骨关节周围的"筋"会不会产生影响呢？答案是肯定的。由于劳损、受伤、骨关节骨质丢失、关节边缘骨刺形成及关节畸形等因素，其周围的"筋"，即软组织也会发生适应这种变化的形态改变，但这些变化是病态的，毫无疑问将对其功能活动产生负面影响。如骨刺与周围软组织的长期摩擦，势必出现无菌性炎性反应或粘连，从而出现关节疼痛及功能活动受限。另一方面，骨关节周围"筋"的退行性变，如长期的劳损、受伤等因素产生无菌性炎性反应或粘连，也会直接影响关节的活动，甚至成为关节发生疼痛的主要原因。

骨与筋的关系，犹如树木与土壤一样密不可分，它们在生理上相互依存，病变时相互影响，因此在骨关节病的预防上，我们要筋骨并重，在治疗时要筋骨兼治。只有清楚地认识到这些道理，才能在骨关节病的防治中掌握主动，事半而功倍。

◎ 修复软骨与止痛孰重孰轻

当前的研究水平告诉我们，骨关节病的主要病理改变是关节软骨的退行性变和消失，因此，修复软骨是我们的治疗目的。目前对软骨修复的方法有：①刺激关节自身修复和再生；②自体软骨膜与骨膜移植修复；③同种异体骨软骨移植；④自体非负重区软骨移植；⑤自体软骨细胞与骨膜移植；⑥组织工程化软骨移植。但这些方法目前只停留在实验阶段，实际应用于临床还有很长路要走。

疼痛往往是骨关节病患者的主诉之一，也是患者来就医的主要原因，因此医生把止痛作为治疗骨关节病的重要目标。由于骨关节病的疼痛原因和发病机制十分复杂，医学治疗上也曾走过不少弯路。以往认为骨赘是导致疼痛的主要因素，把治疗重点放在对骨赘的处理上，这是治疗的一个误区。根据最新的实验研究及临床实践，目前临床常用的止痛方法有：①抗炎药物：缓解关节肿胀、疼痛，减轻炎症反应；②葡萄糖胺和硫酸软骨素：缓解关节炎引起的疼痛；③激素类药物关节内注射：可有效缓解关节的局部炎症状态；④透明质酸关节内注射：补充黏弹性物质，改善关节液的成分，缓解炎症；⑤中药内服外敷以强筋壮骨，舒筋活血；⑥针灸治疗：局部取穴，取特殊穴。

　　这些方法各有优势与不足，临床上常常联合选用。同时，由于骨关节病患者大多为中老年人，多伴有高血压、糖尿病、冠心病、高血脂等，因此临床确定治疗方案时，一定要充分考虑这些因素。止痛是对症治疗，虽能缓解一时，但疼痛易反复发生，患者对此要有心理准备，更应从源头预防骨关节病。

◎ 早期诊断的意义

　　众所周知，诸多疾病的早期治疗比晚期治疗能节省很多的财力、人力和时间，骨关节病也不例外。

　　目前骨关节病已经给社会带来了巨大的痛苦和危害：①骨关节病易患人群多。有报告称骨关节病在 65 岁以上人群中发生率达 60%，而在 75 岁以上人群中高达 80%，它是最常见的关节疾病；②致残率高。有工作能力的人群中，其劳动力丧失率可高达 53%；③骨关节病的最常见表现是疼痛及功能障碍，使得患者生活质量下降；④医疗花费巨大，治疗人群多。仅美国 1989 年就有 7800 万人次因骨性关节炎看门诊，其中 2800 万人次住院，54 万人次需行手术治疗；⑤重复治疗人数多。

由于骨性关节炎是慢性疾病，常反复发作，有些患者经治疗一段时间后症状好转，可过了一段时间后又发病，需要再次治疗，病情严重者的寿命会缩短 10～15 年。据统计，我国有 3 亿多患关节骨病得不到正确治疗的患者，有 120 万人因治疗不及时病情恶化致残。

提高对骨关节病的早期诊断率，把握治病时机，在疾病早期进行治疗，治愈的可能性会大大提高，避免患者长期遭受疼痛的折磨，提高患者的生活质量。晚期只能通过人工关节置换手术来维持关节的活动功能，且复发率高。通过早期诊断、早期治疗，有效地遏制病情的进一步恶化，从而减轻骨关节病患者及其家庭的精神压力和经济负担，从而避免上面所说的社会危害。

◎骨关节病的易感因素

哪些是骨关节病的易感因素呢？大量研究表明：年老、肥胖、活动过度、吸烟、糖尿病以及高血压等都是骨关节病的易感因素。

（1）年老：年龄的增加是骨关节病发生的一个重要因素。根据流行病学调查，骨关节病在 20 岁的年龄组发病率为 4%，55～64 岁的人群中发病率为 40%，70 岁以上的年龄组发病率大于 85%。很明显，随着年龄的增加，骨关节病的发病率亦增加。

（2）肥胖：肥胖是骨关节病发生的一个重要诱因。体重过重的人关节要负担超负荷的重量，对关节的磨损更为严重。经调查发现，肥胖女性膝骨关节炎的发病率是正常体重女性的4倍，男性则为4.8倍。肥胖对那些负重较大的关节造成的影响更为明显，如髋、膝、腰椎等。

（3）过度活动：过度活动者就好比增加了关节的工作量，超过了关节的可应付范围。对骨关节的过度劳损，易造成骨关节软骨面的磨损，使骨关节软骨面变得粗糙，甚至软骨剥脱。长期的过度活动，会增加患骨关节病的概率。

（4）吸烟：吸烟有害健康，同时也是诱发骨关节病的原因。调查发现，吸烟的男性比不吸烟的男性患骨关节病的几率增加1倍。而且吸烟也是诱发肺癌的重要因素，肺癌属鳞状上皮癌，其鳞状细胞在增长分化过程中，会引起生长激素的分泌异常。大量的生长激素会刺激骨关节异常增生，导致肺源性骨关节病，容易对膝、踝、腕等大关节造成侵害。

（5）糖尿病：因糖尿病引起的骨关节病，称为糖尿病性骨关节病。糖尿病患者存在感觉和反射方面的障碍，时间久了关节韧带、关节囊受到损害，关节软骨侵蚀破坏，骨质碎裂，关节脱位，引起骨关节病。同时糖尿病患者的胰岛素分泌往往不足，而胰岛素可促进软骨细胞的合成与修复，因而糖尿病患者容易发生骨关节炎。

（6）高血压：大部分高血压患者伴有一些其他疾病，如肥胖、糖尿病，而这些又是骨关节病的患病因素。研究表明，高血压患者的髋关节、膝关节、脊柱关节以及腕关节易患骨关节病。

骨关节病的产生是多方面作用的结果，以上这些因素增加了患骨关节病的概率，我们在日常生活中要注意预防，有效控制原发病。

◎骨关节病的外因知多少

我们知道骨关节病的危害巨大，而且就像白发和皮肤皱纹一样是人体衰老的征兆，随着年龄的增长，骨关节都会有不同程度的退行性变。在没有诱因的情况下，可能不会有什么明显症状。一般发病都是有一定原因的，比如过劳、受凉、滥用药物或者外伤。

过劳是最主要的原因，劳损是慢慢积累的，人们往往不容易注意到，如果身体长时间地保持一种姿势，就很有可能引起身体某一部分的肌肉或骨关节的劳损，诱发骨关节病，引起疼痛或活动困难。例如，长时间看电视、写作、打牌、操作电脑，最易引起颈肩疼；搬重物、长时间弯腰、坐立，可以引起腰酸、背疼，甚至出现下肢麻木疼痛；行走过多或穿鞋不当，可以使膝、髋关节过度受累而引起关节疼痛、肿胀；编织箩筐、长时间使用鼠标、炒菜等经常性手工劳动，都可以引起手指、腕关节的疼痛、麻木、僵硬等。

受凉可以使肌肉痉挛、水肿等，造成骨关节周围的软组织发生炎性反应，引起疼痛或活动困难。如那些经常进行凉水操作的手工工人，手指关节周围容易反复出现隆起的包块、疼痛，重者甚至手指关节变形，这些都是手指骨关节炎的表现；再者居住在潮湿环境中的人们容易得骨关节病，因为潮湿的环

11

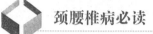

境会使人体的内环境失衡，导致炎性细胞因子增多，引起炎性反应，从而导致骨关节炎。

滥用药物可以造成人体内分泌紊乱，从而导致一些与骨代谢有关的激素对骨产生副作用。如生长激素对软骨有刺激作用，如果滥用会刺激骨关节异常增生。

外伤可直接伤害骨关节，造成关节软骨的损伤，关节周围组织的损伤，使关节变得不稳定，又反过来加速了关节软骨的磨损。有些严重的外伤会直接损害骨关节或骨本身，从而使人们易得骨关节病。

当然骨关节病的产生是多方面作用的结果，在日常生活中我们要多注意防范，降低骨关节病的得病率。

◎骨关节病的病理变化

什么是病理？病理就是疾病都有其发生发展的过程和原理。那么骨关节病的病理变化是什么呢？

骨关节病的病变过程比较缓慢，关节软骨的变形发生最早，具有特征性的病变。随着软骨基质内建造软骨的糖蛋白的流失，新生软骨的速度跟不上体内软骨的破坏速度，导致关节软骨越来越薄甚至消失，并在其表面出现不平滑、粗糙、糜烂的现象。关节软骨在关节腔内的骨与骨之间起到"垫子"的作用，失去了"垫子"的保护作用，在关节活动时骨与骨之间的直接摩擦就会引起炎症，造成关节疼痛、肿胀、活动受限等。具体的病理变化为：

（1）关节软骨完整性破坏：当人体逐步老化或创伤或疾病时，关节软骨中的Ⅱ型胶原纤维出现退化，随后逐渐出现断裂而变短，致使关节软骨失去弹性。接着关节软骨便进一步发生裂缝、大疱、糜烂与溃疡，从而使软骨表面呈毛刷状，粗糙不堪。不光滑的软骨面相互摩擦，加剧了软骨的磨损，使关节软骨遭到完整性的破坏。

（2）软骨下骨质的病变：随着疾病的发展，软骨出现脱落，其下骨质进一步裸露，出现微小的骨折、坏死，构成了X线下的骨硬化和骨囊性变，而这些囊性变会穿破骨板伸向关节腔内，使关节软骨面进一步残缺不全，此时病变已从软骨扩展至整个骨组织，表明疾病已经恶化。

（3）关节边缘的病变：随着病变的进一步发展，逐渐影响到滑膜、关节囊与韧带等关节的各部分。软骨破坏伴随有修复与增生，故滑膜、关节囊与韧带附着处发生骨质增生，形成骨赘。骨赘脱落即成为关节内游离体，犹如老鼠一般在关节内窜动，称为"关节鼠"。严重的骨关节病，关节囊出现纤维化，周围的肌腱亦受损。

◎ 如何自我诊断骨关节病

症状是指自我感觉到的征象，医生不一定能检查出来。骨关节病的常见症状有：

（1）骨关节病主要累及负重关节及多动关节，也是我们日常生活中经常使用的关节，比如髋、膝、腕等。

（2）关节疼痛是最常见症状。早期疼痛较轻，开始活动时疼痛明显，活动一会儿后减轻，负重或者活动久了，疼痛又会加重，休息后可缓解。后期则休息时也痛，而且常有夜间痛发生，甚至被疼醒。过度劳累或感受风寒湿邪常会使疼痛突然加重，如膝关节，患病早期坐起立行时会觉得膝部酸痛不适，走了一会儿后症状减轻或消失，随着疾病的发展，活动亦不能缓解疼痛，且上下楼梯或下蹲坐起都会有困难，需要手撑住膝盖才行。

（3）僵硬：关节局部会出现短暂的僵硬感，持续时间不会超过30分钟，活动后多在数分钟内消失，在早上起床后以及久坐久立时最为明显。下肢关节多见。

（4）关节肿胀：这是局部骨性肥大或者渗出性滑膜炎引起的，可伴有局部温度增高、关节积液，甚至出现关节畸形。

（5）关节活动弹响：在关节活动时可以听见"咔咔"的声响，以膝关节多见。

（6）活动困难：是缓慢进展性的。早期轻微，仅在晨起或久坐后活动不灵便，活动后可恢复。随着病情的进展，症状逐渐加重，以致关节活动范围明显减小。

如果发现上述6项中有3项或3项以上，则要考虑骨关节病。

◎骨关节病的常见体征

体征是指能客观检查出的征象。骨关节病的常见体征有：

（1）压痛：受累局部可出现压痛，尤其当局部有渗出时。主要为关节周围因肌腱、韧带附着点或滑囊炎引起，尤其以膝关节和髋关节多见。

（2）关节肿胀：大多因关节积液、滑膜肥厚、脂肪垫增大，或者软骨或骨边缘增生的骨赘所致，骨赘在受累关节边缘很易触及。

（3）骨摩擦音及关节弹响：关节活动时有摩擦感，多由于软骨缺失和关节面不平整所致。如膝骨关节病，膝关节屈伸时，可听见明显的"咔咔"声。

（4）肌肉萎缩：骨关节病患者由于关节疼痛肿胀，导致关节附近相关肌肉废用，甚至萎缩。如膝骨关节病时，股四头肌会因早期废用而出现萎缩。

（5）活动受限：由于关节附近肌肉痉挛、收缩或松弛，关节囊收缩，骨质增生等结构异常，可出现伴有疼痛或不伴疼痛的关节活动范围减少，如膝关节的屈伸功能。

（6）关节畸形和半脱位：疾病后期，由于软骨丧失、软骨下骨板塌陷、骨囊变和骨增生，可出现受累关节畸形和半脱位。畸形导致关节受力更加不均匀，反过来又导致畸形越发严重。如膝关节出现膝内翻或膝外翻，足的跗外翻畸形等。

（7）其他体征：伴发炎症时，可扪及关节附近皮温升高，可见局部皮肤微红等。

上述骨关节病的体征为一般所见，不同部位、不同类型的骨关节病又各有其特点。

◎膝骨关节病的常见症状与体征

膝骨关节病是临床最常见的骨关节病，原发性多见于女性，继发性相对较少。了解其症状和体征，有助于我们自我诊断及早期预防。

1. 常见症状

主要是疼痛和功能障碍。

（1）疼痛：几乎所有的病例都有疼痛。按照疼痛的程度可以分为五种。

①不痛：日常活动不痛，偶有不适感或者疲劳感。

②轻度疼痛：疼痛完全可以忍受，不妨碍生活、工作，或者劳累后、远行后感觉疼痛。

③中度疼痛：疼痛尚可忍受，不需服用或者偶尔服用止痛药，短时间休息后可减轻或消失。

④重度疼痛：负重或各种活动时感到强烈疼痛，以致妨碍正常的工作生活，常需服用止痛药，休息后仍感疼痛，或有自发痛。

⑤剧烈疼痛：无论休息还是做何种活动都感剧烈疼痛，生活不能自理。

多数患者膝关节痛属于轻度或中度，少数重度，偶见剧痛或不痛。疼痛多为钝痛，伴有沉重感、酸胀感或僵滞感，活动不适。主动、被动活动时都感觉疼痛，活动后减轻，活动多时又加重，而且休息时也会感觉疼痛。

（2）功能障碍：主要有关节僵硬、不稳，活动范围减小，行动能力下降等。

①关节僵硬：膝关节长期处于某种体位时，常感活动不利，启动困难，短暂活动后好转。

②关节不稳：由于伸膝时支撑能力下降，表现为步态摇摆。

③关节活动范围减小：由于关节常常肿胀疼痛，股四头肌长时间不用导致力量减弱，伸膝、屈膝功能受限。

④行动能力下降：尤其是上下楼梯、下蹲、跑、跳等能力下降明显。

2. 常见体征

主要有关节压痛、关节肿胀、骨摩擦音、肌肉萎缩、关节畸形等。

（1）关节压痛：关节局部有压痛，压痛点通常是不对称的，集中在关节间隙、髌骨边缘及韧带附着点等处，尤以膝关节内侧多见。

（2）关节肿胀：可由关节积液、滑膜肥厚、脂肪垫增大以及骨赘引起，以髌上囊及髌下囊脂肪垫肿胀多见。

（3）骨摩擦音：屈伸关节时出现摩擦感。

（4）肌肉萎缩：股四头肌长期废用导致萎缩。

（5）关节畸形：晚期出现关节畸形，以膝内翻多见，偶尔出现膝外翻。畸形使膝关节受力更不均匀，畸形越发加重，甚至可伴见小腿内旋。

当已出现上述症状和体征时，一是要避免下蹲及上下楼梯的动作，二是久坐起立时要先活动一下膝关节，三是有意识地

17

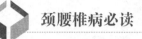

进行股四头肌锻炼，若疼痛得不到缓解反而加重，则应及时去医院诊治。

◎髋骨关节病的常见症状和体征

临床上髋骨关节病男性多于女性，单侧患病多于双侧患病。在我国，原发性患者少见，继发性多见。髋骨关节病的常见症状和体征有哪些呢？

1. 常见症状

主要有疼痛、僵硬以及功能障碍。

（1）疼痛：疼痛是髋关节骨性关节炎的早期症状，最初并不严重，在活动多时才发生，休息后好转，严重者休息时亦疼痛，可在寒冷、潮湿、髋关节内旋等因素影响下加重；疼痛常伴有跛行，疼痛的部位可在髋关节的前面或侧方或大腿内侧，有时可放射至大腿及膝关节附近，与刺激坐骨神经分支有关。

（2）僵硬：僵硬是髋关节骨性关节炎的另一重要症状。髋关节的僵硬感常出现在早上起床后，或者白天在一段时间不活动后，稍微活动后僵硬情况会得到改善或者减轻。髋关节的僵硬感和其他关节的僵硬感相比，持续时间较短，一般不会超过15分钟。

（3）功能障碍：疾病早期关节的功能障碍可不明显，后期严重的患者会出现屈曲、外旋和内收畸形，且功能严重障碍，使得患者体位容易保持在畸形位置上，以减小关节内压力，影响行走、上下楼梯及下蹲坐起等动作。如果关节内有游离体存在，则可出现关节绞锁现象。

2. 常见体征

早期髋关节骨性关节炎可没有特殊的体征，到了后期出现畸形时，行走明显跛行，活动受限，髋关节前方及内旋肌处可有压痛点。髋关节活动时，仔细检查可见髋关节内旋角度越大则越痛，这是由于内旋位时髋关节的关节囊容积变小的缘故。患者下肢常呈屈曲内收内旋位，髋关节严重畸形时，托马斯征阳性。

为此，当我们出现大腿或膝关节附近疼痛时，也要考虑髋关节炎的可能；平时要尽可能地进行髋关节外旋功能锻炼，尽量避免髋关节内旋；久坐起立时先活动一下髋关节，同时避免久处寒冷、潮湿等环境。

◎脊柱骨关节病的常见症状和体征

脊柱骨关节病好发于活动度较大、负重较多的下部颈椎和下部腰椎。脊柱骨关节病因部位不同，临床表现亦异，一般表现为颈臂痛、背痛和腰腿痛。

1. 颈椎骨关节病

（1）常见症状：颈椎受累比较常见，临床表现也很复杂，多数人可以仅在 X 线片上见到骨刺而没有临床症状。如果骨刺压迫椎动脉及枕大、枕小神经，则会出现头晕、头疼、颈项僵痛、眼干、视物模糊等症状；如果骨刺压迫脊神经根就会出现上肢麻木、疼痛等症状；如果椎体滑脱或者骨刺向前生长，压迫脊柱前方的交感神经，则会出现心慌、胸闷等症状；如果椎体后缘的骨刺突向椎管挤压脊髓，则会出现上肢麻木、无力，甚而有大小便失禁、四肢瘫痪者。所以，临床上颈椎骨关节病的症状各异。

（2）体征：①颈椎的活动受限：患者多有颈肩部肌紧张甚至肿胀，颈部因疼痛活动明显受限；②患病颈椎附近压痛，棘突旁有砾轧感；③臂丛神经张力试验阳性，压颈试验阳性；④颈肩部及上肢肌肉呈肌力减弱和肌萎缩。

2. 腰椎骨关节病

（1）常见症状：腰椎骨性关节炎发病缓慢，早期症状轻微，不易引起重视，仅表现为腰部酸痛，时轻时重，尤以久坐、劳累后或晨起时疼痛明显，适当活动或休息后减轻。当椎间盘退变后，椎体变形，相邻椎体间松弛不稳，活动时自觉腰部僵硬，疼痛无力。退变后形成的骨赘刺激，可使腰部僵硬感更加明显，休息时重，稍事活动后减轻，过劳则加剧。一旦骨质的增生使脊神经受压，可引起腰部放射痛，导致腰腿痛及下肢麻木。若椎体后缘增生，导致椎管狭窄，压迫马尾神经，出现马尾神经受压综合征，临床会出现间歇性跛行的症状。椎体前缘增生及侧方增生时，可压迫刺激附近的血管及自主神经使其产生功能障碍，这也是有些腰椎骨关节患者腰背不痛，反而痛在前外侧的原因之一。

（2）体征：①腰椎生理曲度减小或消失，甚或出现反弓；②局部肌肉痉挛，有轻度压痛，一般无放射痛；③下肢后伸试验常呈阳性，直腿抬高试验一般可接近正常；④所属神经支配区的运动、感觉和反射改变。

由于中老年人常伴有腰肌劳损、椎间盘突出、椎管狭窄，甚至肿瘤等病变，因此出现上述症状时，不要认为一定就是骨关节病，若症状久而未减，或迅速加重，要高度重视，及时就诊，以防贻误病情。

◎必不可少的影像学检查

骨关节病的影像学检查包括 X 线、磁共振成像（MRI）、关节镜检查，其中 X 线检查是临床上骨关节病诊断以及观察病情进展的主要手段。

1. X 线检查

骨关节病早期可无明显变化，随着病情的发展，在 X 线下可以看见关节间隙狭窄、关节面凹凸不平、软骨下骨质硬化、囊样变性、关节边缘唇样骨质增生，关节腔内可见游离体，严重者可出现关节畸形和半脱位，其中软骨下骨质硬化和囊样变性是 X 线下的常见表现。在囊样变性的边缘可看见特征性的骨硬化缘，而关节边缘唇样骨质增生，即骨赘的形成是骨关节病的主要特征之一，在 X 线下可见包绕在骨关节边缘大小各异的新骨形成，一般以一侧居多。

2. MRI

MRI 可对软组织进行成像，因此可以观察到关节软骨、滑膜、半月板、关节周围韧带以及关节周围软组织等的结构变化。由于 MRI 具有连续多层次扫描的特点，可观察到这些组

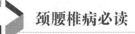

织结构的早期细微变化，对骨关节病的早期诊断具有重要意义。骨关节病患者可以利用 MRI 观察到关节软骨丢失、关节软骨下囊样变性、反应性骨髓水肿等情况。

3. 关节镜检查

关节镜检查是一种有创检查，用直视的方法，可观察到静态和动态的关节内各部分的变化和损伤。通过关节镜的摄像系统，还可以将关节病变在屏幕上成倍放大、拍照存档，获得可靠的信息资料，关节镜检查已成为临床上关节疾病检查和治疗的重要手段。

在上述几种影像学检查中，X 线检查是最重要的检查方式，其诊断标准为：0 级为正常；Ⅰ级为关节间隙可疑变窄，可能有骨赘；Ⅱ级有明显的骨赘，关节间隙可疑变窄；Ⅲ级较严重，有中等量骨赘，关节间隙明显变窄，有骨质硬化的表现；Ⅳ级有大量的骨赘，关节间隙明显变窄，有严重的硬化性病变及明显的关节畸形。

◎ 实验室检查的价值

骨关节病的实验室检查通常基本正常，对于骨关节病的诊断没有什么帮助，这是不是意味着骨关节病的实验室检查毫无意义呢？答案是否定的，实验室检查主要是为了排除一些和骨关节病相似的疾病。

如骨关节患者的血生化检查。类风湿关节炎是一种炎症性的疾病，初起时和骨关节病十分类似，血生化检查就可以判断是否有炎症存在。其中的类风湿因子检查，往往就是为了排除类风湿关节炎。透明质酸酶是判断骨关节病的标志，其在骨关节病患者中会分解，我们可以通过血生化检查，了解其分解的产物而知道疾病的进程。

还有一个重要的检查就是关节滑液的检查。关节滑液中含有软骨细胞是骨性关节炎的一个征象，其滑液透明、淡黄色、黏稠度正常或略降低，勃蛋白凝块试验阴性。而类风湿关节炎的滑液在静置情况下是稀薄、混浊和有凝块的液体，勃蛋白凝块试验阳性，白细胞计数为 $(0.2 \sim 2.0) \times 10^9 / L$，镜检无细菌或结晶，有助于排除感染的可能。而滑液中尿酸含量高是痛风的征象。滑液检查有时还可见软骨碎片和纤维，从碎片的数目可粗略估计关节软骨的退化程度。

所有这些实验室检查，为临床诊断提供了可靠的依据，降低了误诊率和漏诊率，使得临床诊断更为准确，治疗更为具体，为患者减轻了不必要的担心。

◎ 兼有诊断与治疗双重作用的膝关节镜

目前，关节镜已经广泛应用于关节病的诊治，经关节镜检查及镜下手术治疗关节疾病已经成为一种常见的诊疗技术。膝关节镜在骨关节病的诊断和治疗方面有哪些优势呢？

首先，它能直视病变部位，更直观清晰地发现病变的部位、程度及性质。一般来讲，患者在 50 岁以上，膝关节出现疼痛、肿胀、关节内积液，甚至活动受限，结合 X 线检查，膝关节有不同程度的骨质增生，我们即可诊断为膝骨关节病。但是，膝骨关节病的病理变化是十分复杂的，膝关节镜检查的优势在于能直接看到软骨、滑膜等改变，进一步明确病变部位、性质及损伤程度，提供更加明确的诊断；同时，膝关节镜还可以发现其他合并损伤，如前后交叉韧带损伤等；对怀疑组织有其他病变的，还可以直接镜下摘取病变组织做病理检查。而这些都是 X 线、MRI 等检查所不具有的优势。

其二，膝关节镜除具有诊断作用外，还兼有一定的治疗作用。医生可以在关节镜下通过大量及保持一定压力的生理盐水灌洗，清除关节腔内病变的滑膜、软骨组织、组织碎屑、炎性渗出物等；对伴有半月板损伤的患者，也可做半月板修理，这对于减轻患者疼痛、改善症状有积极作用。

由于膝关节镜手术具有损伤小、制动时间短、恢复快、诊疗价值高等优势，临床正在逐渐推广应用，受到医生、患者的欢迎。

◎骨关节病的病情估计

我们知道骨关节病的发生常常是悄悄进行的，而对骨关节病病情的估计，与治疗方法的选择及预后密切相关。临床上根据骨关节病的临床和影像学表现，将其分为四期。

第一期：关节炎发生的前期。关节在活动后稍有不适，活动增加后伴有关节的疼痛和肿胀，在 X 线及 CT 检查上看不到明显的软骨损害迹象，这时我们不必用药物治疗，只要适当注意工作、生活姿势，避免对膝关节有损害的动作，有意识地进行针对性的功能锻炼，许多不适即可消失。

第二期：关节炎改变的早期。活动多后有明显的疼痛，休息后减轻，X线下可见改变较少，只在CT下可见软骨轻度损害，同位素检查可见被损关节有凝聚现象。这时，除注意适当休息外，还要配合药物治疗，一般疗效较好。

第三期：骨性关节炎的进展期。关节软骨进一步损害，造成关节畸形，功能部分丧失，X线可见关节间隙变窄，关节周围骨的囊样变性，有时有游离体出现。这时，即使药物治疗，效果没有第二期明显，且容易反复。

第四期：骨性关节炎的晚期。骨质的增生、软骨的剥脱，导致关节功能完全丧失，关节畸形明显，X线下显示关节间隙变窄明显，甚至完全消失，骨质增生严重，关节变得粗大，甚至造成骨的塌陷。这时，药物治疗作用不明显，可选择行关节置换术。

◎骨关节病的"骨外"因素——骨关节患者的精神、社会因素

我国已步入了人口老龄化时代。第六次全国人口普查显示，中国60岁及以上老年人口已达1.78亿，占总人口的13.26%，而骨关节病的发生则是随着年龄的增长而增加的。据统计，50岁以上的人群中50%患有骨关节病，65岁以上人群中患有此病的男性和女性更是分别高达80%和90%。从某

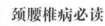

种意义上来说，骨关节病已经成为一个社会性问题，精神、社会因素与骨关节病的发生发展关系非常密切。

现代生活节奏越来越快，生活压力大，精神长期紧张。为了工作，运动少，思虑多，经常长时间静坐，这些都容易造成某一关节的过度使用或者长期不用，一旦运动又往往容易发生损伤，这些都是发生骨关节病的因素。

饮食结构的不合理也是现代社会的一大通病。或因工作忙，随便吃一点充饥，以方便食品为主食；或为了追求刺激，一味吃辛辣食品，饮用浓茶，胶原和维生素摄入不足，营养结构不合理，影响骨质代谢。

从食品到饮用水、空气，环境污染形势严峻，人的抵抗力和康复能力下降，尤其对老年人的影响更大，这也是骨病发生增多的一大社会因素。

骨关节病是个难缠的病，其病程的缓慢性，又容易使患者掉以轻心，不重视早期治疗；其后期不可忍受的疼痛、功能障碍，甚至高致残率，关节置换所需的高昂费用，常常使患者丧失生活信心，给其家庭带来巨大的经济负担和精神压力，严重影响患者的生活乃至整个家庭，甚至成为社会问题。

因此，骨关节病的治疗不仅仅是一个医疗问题，改善环境，改变工作、生活方式、饮食习惯，建立和谐的社会关系，完善全民医疗保障体系和社会求助体系，将有助于骨关节病的预防和治疗，减少致残率，提高人民的幸福指数。

◎镇痛药的应用需规范

疼痛是骨关节病的主要症状，如何选择镇痛药十分重要，临床上常用于骨关节病的镇痛药有：

1. 单纯止痛药物

骨关节炎的一线治疗药物是单纯止痛药，非成瘾类镇痛药，如卡马西平、对乙酰氨基酚等。美国风湿病学会将乙酰氨基酚（扑热息痛）列为治疗骨性关节炎的首选药物，常用口服剂量为0.3~0.6g，每日2~3次。镇痛剂可经常服用，也可只在痛时或进行某种活动时服用。其优点是与非甾体类抗炎药相比，止痛作用无显著差别，但胃肠道不良反应较少。

2. 非甾体类抗炎药

非甾体类抗炎药为骨关节炎的常规用药，包括布洛芬、芬必得、乐松、优妥、诺德伦、西乐葆等，该类药物对骨关节炎患者的炎性表现，如关节肿胀、疼痛、积液及活动受限有较好的治疗作用，但有的非甾体类抗炎药物如阿司匹林、吲哚美辛（消炎痛）等，对软骨基质的合成有抑制作用，若长期应用，骨关节炎的基本病变反会加重。双氯芬酸钠（包括扶他林、戴芬、英太青、双氯灭痛、奥斯克）、舒林酸、优妥、诺德伦、西乐葆、万络等对关节软骨没有影响。非类固醇类消炎药主要是抑制发炎、减少疼痛，但起效慢。非甾体类抗炎药的胃肠道不良反应较大，临床应用时应予以重视。目前也有通过改良药物剂型及药物分子结构，以保护胃黏膜者。

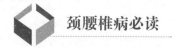

3. 肾上腺皮质激素

局部注射肾上腺皮质激素,可有效缓解疼痛、僵硬等症状,但在患侧关节内过度反复注射该类药物,可增加关节损坏,将糖皮质激素类药物直接注入肌腱内可造成延缓性肌腱破裂。因此,同一关节用药每年不应超过 4 次,两次之间的间隔时间不宜短于 2 个月。

4. 改善病情药

改善病情药又称软骨保护剂。这一类药物见效较慢,一般需治疗数周后才见效,但停药后疗效仍可持续一定时间,同时又能减缓、稳定甚至逆转骨关节炎软骨的降解过程,常用药物如下。

(1)透明质酸:20 世纪 30 年代,科学家从牛眼球玻璃体中提取成功,故命名为玻璃酸,又名透明质酸。开始用于治疗赛马的关节炎,1974 年首次用于关节内注射治疗骨关节炎,并取得较好疗效。透明质酸是关节液的主要成分,为软骨基质的成分之一,在关节中起到润滑作用,减少组织间的摩擦。目前国产的透明质酸产品有玻璃酸钠注射液(商品名施沛特),进口产品有欣维可。

(2)氨基葡萄糖:氨基葡萄糖是构成关节软骨基质中聚氨基葡萄糖(GS)和蛋白多糖的最重要的单糖,可阻断骨关节炎的发病机制,减少软骨细胞的损坏,改善关节活动,缓解关节疼痛。氨基葡萄糖是被人体细胞合成大分子的黏多糖,不是被用于合成作为能量使用的碳水化合物,糖尿病患者遵医嘱使用治疗剂量内的氨基葡萄糖,也是较安全的。

◎ 软骨保护剂的应用

软骨保护剂，顾名思义，它可以起到保护软骨的作用。从理论上讲，软骨保护剂是能够部分或全部阻断、稳定，甚至逆转骨关节炎患者关节软骨损伤的药物。这类药物一般见效缓慢，停药后疗效仍可持续一定时间，现已开始应用于临床且常用的药物如下。

1. 透明质酸

透明质酸制剂无菌、无毒，抗原性小，副作用低，目前国产产品有玻璃酸钠注射液（商品名施沛特），进口产品有欣维可。通过关节腔内直接注射透明质酸，可以提高滑液中透明质酸的含量，增强滑液的保护和润滑作用，恢复已破坏的软骨表面的生理屏障，减少因关节摩擦而引起的疼痛；抑制白细胞趋化和血管形成，减少滑膜的通透性及关节内渗出，阻止关节内的炎症过程；增加滑膜细胞本身的透明质酸合成，促进硫酸软骨素和糖蛋白合成，有利于软骨的修复；同时，通过抗缓激肽和抗蛋白酶活性，降低关节的痛觉敏感性。

2. 过氧化物歧化酶（SOD）

SOD 使用范围广，疗效可维持 12～18 周。它是一种能催化超强氧化物自由基阴离子转化为氧和过氧化氢，并在局部发挥抗炎作用的金属蛋白。关节内注射 SOD，可消除因巨噬细胞受刺激产生的炎症和使组织损伤的过氧化物，阻断软骨胶原、透明质酸和蛋白聚糖降解，打破组织损伤和炎症的恶性循环，

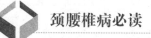

发挥局部止痛和保护软骨的作用。

3. D – 葡糖胺

D – 葡糖胺是由硫酸角质素和透明质酸组成的氨基己糖成分，能够强烈刺激软骨细胞合成蛋白聚糖和透明质酸，直接阻断包括软骨中多种蛋白酶的酶活性。此外还能抑制巨噬细胞产生过氧化物残基，抑制对非特异性因子如醋酸的炎性反应，防止疾病进展，改善关节活动，缓解疼痛。葡糖胺有硫酸盐、碘化氢及盐酸盐等类型，既可口服，也可肌注、静滴或关节腔内注射。副作用较少，常见的副作用主要是胃肠道反应如腹泻等。

4. S – 腺苷基蛋氨酸（SAME）

本品由蛋氨酸和腺苷硫酸盐合成。在软骨培养中，SAME能够增强蛋白聚糖的合成和软骨细胞分化。临床试验发现，SAME 口服可缓解髋关节和膝关节的骨关节炎症状，并优于安慰剂和非甾体类抗炎药，副作用小于非甾体类抗炎药。

5. 骨重吸收剂

双膦酸盐类包括羟乙磷酸盐、氯屈磷酸盐、帕米磷酸盐、阿仑磷酸盐等品种。它们一方面通过包被在羟基磷灰石表面，防止矿物质外流，另一方面使破骨细胞溶解矿物质的功能受到抑制，并诱导成骨细胞产生抑制破骨细胞聚集的因子，降低骨的转换，使骨量增加。此外，还可抑制胶原酶和前列腺素 E，减少骨赘形成。关节内注射可使软骨层增厚，改善糖蛋白的聚集状态。

但有些软骨保护剂尚在实验室研发阶段，离临床应用尚有时日，期待效果更佳的软骨保护剂早日问世。

◎治病求本——对骨质疏松的治疗

骨质疏松症是以骨量减少，骨小梁变细、断裂、数量减少，皮质骨多孔、变薄为特征，以致骨的脆性增高及骨折危险性增加的一种全身性骨病。有关骨质疏松的病因学说很多，涉及内分泌、遗传、营养、失用等方面，临床表现多见疼痛、身高缩短、驼背、骨折，以及呼吸系统功能下降。骨质疏松分原发与继发两种，临床以原发多见。骨质疏松与骨关节病的发生、发展关系非常密切，因此应对骨质疏松采取积极的治疗措施。骨质疏松的治疗原则，主要包括减缓骨丢失率和恢复已丢失的骨量，缓解症状，预防骨折等并发症，常用药物如下。

1. 矿化类制剂

（1）钙制剂：已成为骨质疏松患者的基础治疗用药，通过补钙，达到骨吸收和骨代谢的平衡。常用的钙剂分无机钙和有机钙两类：无机钙含钙高，作用快，但是对胃的刺激性大；有机钙含量低，吸收较好，刺激性小。

①无机钙：氯化钙（含钙27%）每日 $400\sim800mg$，饭后服；碳酸钙（含钙50%）每次 $0.5\sim1.0g$，口服，$2\sim3$ 次/天。该药在口服钙剂中为首选用药，其含钙量高，吸收率好，与牛奶中钙的吸收率相同，价廉，服用方便。

②有机钙：葡萄糖酸钙（含钙11%）：$0.4\sim2.0g$，静注；口服每次 $1.5g$，3 次/天；乳酸钙（含钙13%）：每次口服 $1.5g$，3 次/天。

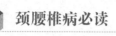

③活性钙（含钙55%）：是一种可溶性钙盐，生物利用度高。

④钙尔奇D：每片含钙600mg，含维生素D约125U，钙的吸收率较高，每天服1~2片即可满足人体对钙的需求。

（2）骨活化剂：骨质疏松患者负钙平衡的原因之一，是肠道对钙的吸收障碍。具有活性的维生素D能加强肠道内钙磷的吸收，调节甲状旁腺素（PTH）的分泌及骨细胞的分泌，促进骨形成；与钙剂合用时，剂量宜小，防止高钙血症的发生。目前临床上常用的制剂包括：

①骨化三醇（钙三醇）是具有活性的维生素D，无需经肝、肾羟化，直接参与骨矿代谢。每日口服0.25~0.5μg。

②阿法骨化醇：只需经肝羟化后即参与骨矿物质代谢，所以肾功能不全者亦可应用。每日口服0.5~1.0μg，需长期服用。

2. 骨吸收抑制剂

（1）性激素类制剂：包括雌激素、孕激素和利维爱。主要制剂有：①雌二醇每日口服1~2mg；②复方雌激素每日口服0.625mg；③利维爱：含7-甲异炔诺酮，具有雌激素活性，每日口服0.25mg，连服2年。

（2）降钙素（CT）：内源性降钙素由甲状腺旁腺滤泡细胞分泌，主要抑制骨盐溶解，使原始细胞转变成破骨细胞的过程受到抑制。用法：①短期疗法：第1周每日皮下或肌内注射50~100U，第2周隔日注射50~100U。②长期疗法：隔日注射50~100U，6个月后改为1周2次注射50~100U。

3. 骨形成促进剂

（1）甲状旁腺素：是由甲状旁腺分泌的多肽类激素，生理作用是调节血钙浓度，保持血钙浓度的相对稳定。用法：PTH400~800U/天，皮下注射，1~6个月。

（2）氟制剂：氟是人体骨生长和维持所必需的微量元素之一，不仅能作用于特异性骨源细胞以促进骨组织的合成代谢，还能作用于骨祖细胞和未分化的成骨细胞，以合成大量的生长因子，促进骨细胞的增殖。但是单一的氟制剂不良反应多，主要是胃肠道反应和关节痛。

4. 营养疗法

合理配膳：原则是丰富钙、磷、维生素 D 及微量元素（锌、铜、锰），蛋白适量，低钠。主要是多食维生素 D、钙含量丰富的食品，如鱼类、蘑菇类、蛋类等维生素 D 含量丰富，牛奶、奶制品、小鱼类、蔬菜、藻类等钙类含量很高。

有效控制骨质疏松，可以减轻骨关节患者的症状，并延缓其病变发展的速度。

◎膝骨关节病的治疗要点

膝骨关节病是一种慢性关节病、多发病，其主要改变是关节软骨退行性变及继发性骨质增生，临床表现多见膝关节疼痛、肿胀、僵硬、畸形及功能障碍。其处理原则为：

1. 早期预防及功能锻炼

早期预防是处理膝骨关节病的首选。首先是减少关节负重。患者一旦出现以上症状，应适当休息，在正常生活、工作的范围内，尽量减少膝关节的负重，一般不需要完全休息。日常活动中，注意减少或避免一些有害动作，如下蹲、爬山等，上下楼应扶楼梯扶手，下楼梯尽量坐电梯，因下楼梯时膝关节比上楼梯更承重。坐位站起时，用手支撑椅子扶手以减少关节软骨所承受的压力，对老年人或久坐起立时，更应如此。病情严重时应扶手杖行走，一根手杖可以保护两条腿。膝关节积液严重时，则应卧床休息，并进行局部理疗。

其次是进行有目的的功能锻炼。为减少股四头肌萎缩、保持膝关节稳定性，应每日适当进行股四头肌地锻炼，如直腿抬高及两膝搓轮等。游泳既可进行肌肉锻炼，又不增加膝关节负重，是膝骨关节病患者较好的选择。

2. 非手术疗法

对膝骨关节病的药物治疗应着眼于早诊断、早治疗及长疗程。在患者出现症状，而关节软骨尚未发现明显病变，关节间隙尚未变窄，即可开始预防及综合性治疗。目前常用的药物分为改善症状和改善病情两类：改善症状类药物以抗炎止痛药和非甾体类抗炎药（NSAID）为主；改善病情类药物，以硫酸氨基葡萄糖内服、透明质酸钠关节腔内注射为常用。中药辨证施治、内服外用，对膝骨关节病也有很好疗效，深受老百姓欢迎。

针灸、理疗、小针刀等，也是膝骨关节病常选的治疗手段。

3. 手术疗法

对一些病情严重、功能受限明显的患者，可采取手术治疗。临床上针对膝骨关节病的主要手术疗法有：

（1）膝关节镜冲洗清理术：清理关节内机械性刺激物，手术损伤少，恢复快。

（2）截骨术：针对膝痛重、对线不良的患者，进行股骨或胫骨截骨术，目的是改善关节力线平衡，使股胫关节保持外翻位，使膝关节的负荷由损坏的关节间隙腔移到比较正常的位置。目前，此术式应用较少。

（3）膝关节置换术：对关节骨及软骨损伤明显，症状明显，严重影响生活者，目前常用的方法是行全膝关节置换术。该手术在国内已日趋普及，效果明显，但手术要求及费用都较高。

◎ 原发、继发性髋骨关节病的异同

髋骨关节病是常见病，其特点是关节软骨变性，并在软骨下及关节周围有新骨形成，临床表现多见髋关节疼痛、关节僵硬、功能障碍和关节畸形。

髋骨关节病可分为原发性和继发性两种类型：原发性髋骨关节病病因不明，无明确病史，发展缓慢，预后较好；继发性髋骨关节病是指在发病前，髋关节已有某些病变存在，如髋部骨折、脱位、髋臼先天发育不良、扁平髋、股骨头缺血坏死、类风湿关节炎等。继发性髋骨关节病进展快，预后较原发性差。

两种类型的髋骨关节病在晚期虽然临床表现一样，但原发

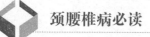

性的退变速度慢且轻，它可能在相当长的一段时间内保持无症状的静止期；继发性则不然，不论采用何种非手术疗法，病变总会持续进展。因此，对原发性髋骨关节病应尽可能长时间采用非手术疗法；相反，继发性髋骨关节病一旦出现关节疼痛或关节破坏，则病变进展较快，应尽早手术，因非手术疗法常常无效，而且会丧失手术治疗的最佳时机。

所以治疗之前，应将两种不同类型的髋骨关节病区分开来。

◎膝关节液是抽还是不抽

膝关节产生过多的关节积液，是由于发生了膝关节滑膜炎。滑膜主要分布于关节周围，并且与关节腔相通，可以分泌润滑液润滑关节。膝关节滑膜是人体关节中面积最广、最复杂的，形成的滑膜腔也是最大的。由于膝关节滑膜面积广泛且位于肢体表浅部位，故遭受损伤和感染的机会较多。

滑膜炎则是多种疾病（如创伤、关节退变、关节结核、风湿性关节炎等）在滑膜组织中产生的一些特定表现。这些疾病使滑膜受到生物、化学、机械的刺激，引起滑膜组织的充血、水肿、血管通透性增高，导致滑液过度分泌，吸收减少，从而使得关节肿胀、疼痛、活动受限。如果不及时治疗，则关节滑膜长期受炎症刺激，逐渐增厚，且有纤维机化，引起粘连，影响关节的正常活动。

老年人膝关节积液多继发于膝关节骨关节炎，主要是因为

36

软骨退变与骨质增生产生的机械性和生物化学性刺激，导致膝关节滑膜水肿、渗出和积液等。

青壮年人的膝关节积液，多因急性创伤和慢性损伤所致。急性外伤，包括膝关节扭伤、半月板损伤、侧副韧带或交叉韧带损伤，导致关节内积液或积血，表现为急性膝关节外伤性滑膜炎。有时也可因单纯膝关节滑膜损伤所致，如外伤较轻或长期慢性膝关节劳损，加上平日里疏忽关节的保暖，可使膝关节逐渐出现肿胀和功能障碍，形成慢性膝关节滑膜炎。

那么，作为多种疾病的共同表现，膝关节的积液是抽还是不抽呢？

1. 为了确定病因，临床上常常抽取关节积液进行检验。继发于不同疾病的关节积液有着不同的物理性状：正常的关节液清晰透明；炎性关节病时，关节积液呈不同程度的混浊，甚至呈脓样；非炎症性病变，可清晰或微混。红色的关节积液见于穿刺损伤或血友病的病理出血，如血友病色素性绒毛结节性滑膜炎；乳白色关节积液见于结核性关节炎、急性痛风性关节炎或红斑狼疮；绿色关节积液见于化脓性关节炎、慢性风湿性关节炎等。此外，还可以通过测定关节积液中的白细胞、蛋白质、类风湿细胞、红斑狼疮细胞量等病理生化指标，来确诊一些特异性疾病。

2. 关节积液较多时宜抽，其指征是浮髌试验阳性。如积液长期不吸收的话，关节滑膜长期受到积液中的炎性因子刺激，逐渐增厚，纤维机化，引起粘连，会影响关节正常活动。

3. 在抽关节积液的同时，可以向关节腔内注射玻璃酸钠等软骨保护剂，以保护和营养关节软骨。

4. 少量膝关节积液（20mL 以下）完全可由滑膜正常吸收，无需抽吸。

5. 值得注意的是，不可短时间内多次抽吸膝关节积液，以免造成关节腔的感染，引起干性滑膜炎。

◎毁誉参半的局部封闭

局部封闭，最初是指用局部麻醉药物阻滞局部周围神经，或用局部麻醉药物注入疼痛区域以达到止痛的作用，有将疼痛部位与中枢隔离的意思，故又称封闭。后来为了延长阻滞时间，会在局麻药中增加皮质类固醇，这样既延长了阻滞时间又对局部有消炎作用，取得了很好的效果。由于局部封闭镇痛效果可靠、治疗范围大、见效快、副作用小，并且还具有诊断意义，从而逐渐在临床上被广泛应用。

用于封闭疗法的药物由局部麻醉药和激素类药物组成，局麻药物有普鲁卡因、利多卡因、丁哌卡因、丁卡因等，激素类药物有泼尼松、醋酸泼尼松、得宝松等。局麻药的作用为暂时阻断局部神经传导，使这些神经支配的相应区域产生麻醉作用，从而缓解疼痛感。激素的作用为消炎、止痛和松解粘连等。

封闭针作为麻醉药物和激素类药物混合后在局部的注射，能迅速缓解疼痛，曾经是常用的治疗方法。但是近几年，医院对封闭的应用越来越少，并制订了严格的适应证、操作规范，因为封闭带来的问题也不少。对骨关节病来说，封闭的不利因素有：①临床上最常见的是封闭后感染。因为药物中含有的激素，会起到免疫抑制的副作用，且造成的感染较难控制，给患者造成的痛苦大，后遗症也多；②封闭只能缓解疼痛的急性症状，但同时反而会加速关节软骨的退变；③有的患者关节退变严重，关节活动功能极度受限，需进行手术治疗。而封闭治疗虽缓解了术前患者的疼痛，但是会对关节置换等手术带来潜在的感染风险。所以，在这种情况下，大部分医生都会考虑在封闭治疗后，延缓3个月以上，再进行关节置换等手术，这也会给患者及家属带来许多的不便。

但是，这并不是说不能用局部封闭疗法，许多慢性软组织损伤、非化脓性炎症的患者，如腰肌劳损、肩周炎、腱鞘炎、肌筋膜炎等，以及膝、踝痛的患者，曾经或多或少地都使用过封闭治疗，并且效果不错。常用的药物为普鲁卡因加醋酸泼尼松，或醋酸氢化可的松局部痛点注射，使用时需要注意：

（1）切不可将醋酸可的松用于局部封闭，因醋酸可的松无局部作用，药液吸收后可出现全身反应，因此封闭前应仔细核对药液。

（2）用醋酸泼尼松做局部封闭时，用量不宜太大，间隔时间不能太短。一般剂量为每次 $1.25 \sim 2.5$ mg，每隔 $5 \sim 7$ 天封闭1次，$3 \sim 4$ 次为一疗程，最多不超过两个疗程。否则，药液在局部积聚，抑制纤维组织形成，会使局部组织变得脆弱。

（3）封闭注射后，由于药物反应，局部可出现肿胀疼痛，一般 48 小时后可缓解并消失。如果 72 小时后仍有红肿、发热，应考虑是否有感染。

（4）皮下组织较薄的部位，封闭后易遗留皮肤白斑。

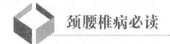

局部封闭疗法并没有成瘾性，但是若长期、大剂量、反复应用，可产生习惯性或依赖性，并且出现糖皮质激素使用过多后的常见副作用。医生注射封闭针，一般根据病情封闭 1 次或几次，每次间隔 7~10 天或 1 个月，一般连续不超过 3~4 次。如需继续注射，间隔时间很长，所用的剂量也很小。现在，很多医师在局部封闭时，加关节腔内注射玻璃酸钠，对骨关节炎的治疗取得了较好疗效。

只要严格掌握适应证，规范操作，局部封闭疗法既能收到预期效果，又能使副作用最小。

◎半月板损伤的诊断与治疗

半月板是两个月牙形的纤维软骨，位于胫骨平台内侧和外侧的关节面，其横断面呈三角形，外厚内薄，上面稍呈凹形，以便与股骨髁相吻合，下面则平，与胫骨平台相接。这样的结构恰好使股骨髁在胫骨平台上形成一较深的凹陷，从而使球形的股骨髁与胫骨平台的稳定性增加。

半月板损伤是膝部最常见的损伤之一，多见于青壮年。半月板承受膝关节的部分应力，具有一定的移动性，随着膝关节的运动而改变位置与形态。最易受损伤的姿势是膝关节由屈曲位向伸直位运动，同时伴旋转。

一、诊断

根据临床表现、体征及辅助检查等，可以比较明确的诊断出半月板损伤的类型以及程度。

1. 半月板损伤的临床表现

半月板损伤后的症状多见膝关节"扭伤"后的关节肿胀、疼痛和功能障碍。压迫髌骨上窝或由下向上挤压关节的外侧产生小的可见的液波，在关节缝隙的内外侧或膝眼部有压痛，股四头肌萎缩等则是半月板损伤后的常见体征。

2. 理学检查

（1）被动过伸和过屈痛：阳性者提示半月板前角或后角的损伤。

（2）麦氏试验：麦氏试验是检查半月板损伤最常用的方法。试验阳性，弹响位于间隙是半月板撕裂的辅助证据，但是该试验阴性也不能排除半月板撕裂。

（3）研磨试验：如患者膝关节有研磨感，有时引起疼痛，表明为半月板损伤。

（4）侧方挤压试验：如被挤压关节间隙有疼痛，可能有半月板损伤。

3. 辅助检查

（1）X线片：对半月板损伤的诊断意义小，主要用于排除软骨损伤和应力性骨折，以及检查骨性关节炎的严重程度。

（2）关节造影：临床上应用较少。

（3）MRI：对半月板损伤的确诊率高，外伤后关节肿胀的患者应早期行MRI检查，及早发现，及早治疗。

（4）膝关节镜：可直观的了解半月板损伤的类型，同时可在关节镜下进行缝合、成形等治疗。

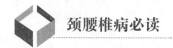
二、治疗

1. 保守治疗

不伴有其他病变的不完全半月板撕裂或小的稳定的边缘撕裂，发生于半月板边缘有血管供应部分的稳定的垂直纵裂常可自然愈合。应用长腿石膏或膝关节固定器固定伸膝位 4～6 周，当患者恢复对石膏或固定器内肢体的主动控制时，允许患者扶拐杖负重，多能治愈。

2. 手术治疗

手术适应证：①非手术治疗无效；②半月板损伤的症状影响日常生活；③阳性的临床体征，包括麦氏征阳性、关节线压痛等；④呈绞锁状态或经常发生绞锁；⑤合并有交叉韧带损伤的患者。

手术包括半月板全切除术、部分半月板切除术、半月板修复术、异体半月板移植等术式。

◎ 打软脚的原因

小腿软软的，用不上劲，走路一跛一跛的，这被称为"打软脚"。在临床上，出现"打软脚"的症状，多见于半月板损伤、髌骨不稳定、前交叉韧带损伤等病的患者。

1. 半月板损伤

半月板介于股骨髁与胫骨平台之间，就像是缓冲器，保护二者之间的关节面，吸收向下传达的震荡，尤其是在过度屈曲或伸直时，此作用更明显。半月板损伤是膝关节最常见的损伤之一。半月板承受膝关节的部分应力，具有一定的移动性，随着膝关节的运动而改变位置与形态。膝关节在半屈曲位时，关节周围的肌肉和韧带都比较松弛，关节不稳定，可发生内收、外展和旋转活动，容易造成半月板损伤。膝关节半屈曲外展位时，内侧半月板向膝关节中央和后侧移位，如此时股骨下端骤然内旋，半月板即被拉入股骨内髁和胫骨平台之间，由于旋转力和挤压，会使半月板破裂。当膝关节位于半屈曲位并内收时，若股骨猛力外旋，外侧半月板也会破裂。有的患者，由于破裂的半月板被嵌夹住导致突然疼痛，引起股四头肌反射性抑制，发生膝关节松动或膝软。久病者的患肢肌肉，特别是股四头肌逐渐萎缩，半月板瓣可被卷入股骨髁的侧沟内，具有游离体的一些性质。多数患者走路时有关节不稳定或滑落感，尤其在上下楼梯或行走于高低不平的路面上时尤为明显，这就是所谓的"打软脚"。但是，"打软脚"并不是半月板损伤独有的症状。

2. 髌骨不稳定

髌骨是人体最大的籽骨，是伸膝装置的重要组成部分，其生理功能主要是传递并加强股四头肌的力量，维持膝关节的稳定，保护股骨关节面。髌骨的稳定性依靠髌骨、股骨髁的几何形状，周围关节囊、韧带及髌韧带的静力性平衡和股四头肌内外侧力量的动力性平衡，当外伤、先天性或后天性疾病使平衡受到破坏时，髌骨可偏离正常位置，发生脱位或半脱位，或倾斜。髌骨脱位或者半脱位的患者，主要表现为髌骨周围钝痛，凡做增加髌骨关节压力的活动，如上下楼梯或者下蹲时都会使疼痛加剧，同时会产生膝关节不稳定的各种感觉，如乏力、支

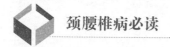

撑不住、"打软脚"、突然活动不灵，有时甚至摔倒。

3. 前交叉韧带损伤

前交叉韧带起自股骨外侧髁的内侧面，斜向前下方，止于胫骨髁间隆起的前部和内、外侧半月板的前角，可防止胫骨过度前移。前交叉韧带损伤多为膝关节强力过伸或者强力外展的结果。强力外伤时，有的患者感觉有膝关节内侧撕裂声，随即膝关节软弱无力，关节疼痛剧烈，迅速肿胀，关节内积血，关节功能障碍。陈旧性损伤患者可出现股四头肌萎缩，"打软脚"或错动感，运动能力下降。

如果我们在行走时偶尔打一下软脚，很快就恢复正常，这不能算病；若长时间出现打软脚，则必须去医院进一步明确诊断，对症治疗。

◎髌骨软骨软化症的病因

髌骨软骨软化症是导致膝前痛的常见病因之一，其患病率高达36.2%，女性发病率高于男性，同时还是一种难以治愈的疾病。其发生机理是由于髌骨软骨面慢性损伤后，软骨肿胀、龟裂、破碎、侵蚀、脱落，最后导致与之相对的股骨髁软骨也发生相同的病理改变，从而形成髌股关节的骨关节病。其病因目前尚不明了，一般认为与下列因素有关：

1. 创伤

创伤、膝部撞击或髌骨急性脱位等，均可直接或间接地造成髌骨软骨损害，引起髌骨软骨软化。有人调查了241例髌骨软骨软化的运动员，结果有创伤史者高达91%。

2. 髌骨不稳定

高位髌骨、低位髌骨、髌骨倾斜、髌骨半脱位或脱位及 Q 角增大，均可造成髌骨不稳定，髌股关节压力分布异常，久之形成髌骨软骨软化。

3. 髌骨骨内压增高

膝前软组织损伤或膝关节过度活动，使髌周动脉环和髌前丛（髌网）受损，从而影响髌内血供和静脉回流，发生骨内静脉瘀阻，产生骨内高压，久之导致髌骨软化症。

4. 软骨溶解

滑膜受伤后渗透压改变，血浆中的 M 浆酶可以更多地进入滑液，其活性也增高，从而溶解软骨，使软骨中的硫酸软骨素含量增高，软骨变性失去弹性。

5. 软骨营养障碍

髌骨软骨是一种无血管、神经和淋巴管的组织，其营养主要来源于关节腔内的滑液，创伤后压渗作用减弱或消失，关节软骨因不能获得足够的营养而发生退变。

6. 自身免疫因素

有学者发现，在关节软骨损伤患者的关节液中，有抗 n 型胶原的抗体，还发现所有病变软骨标本中的软骨组织损坏区域及残存的软骨细胞上，有免疫球蛋白 IgG、IgM 和补体 C 附着。因此，推定在病变软骨损伤的病理过程中，有自体免疫的病理机理参与。

7. 髌股压力的影响

多年来，大多数学者认为高应力可以引起软骨基质的破

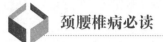

坏、胶原纤维网架断裂、蛋白多糖丧失及软骨细胞的退变。近年来，髌股关节压力分布不均因素，已引起研究者的高度重视，有学者认为应力失衡也是软骨退变的原因之一。

◎髌骨软骨软化症的非手术疗法

目前，对髌骨软骨软化症的非手术疗法主要有以下几种。

1. 药物治疗

药物治疗主要是以局部治疗为主，目前采用的方法有中药外敷或熏洗、中药离子导入，以及关节腔内注射药物等，同时辅以药物内服。在中医辨证论治的基础上服用中药，可以取得良好疗效，但治疗周期相对较长。西医主要是口服氨基葡萄糖，以及关节腔内注射玻璃酸钠。前者能特异性地作用于关节软骨，恢复软骨细胞的正常代谢功能，起到保护软骨的作用，而且还有抗炎止痛的功效。后者在关节内可以防止关节软骨被破坏，促进软骨修复愈合，缓解疼痛。

2. 针灸、推拿治疗

对患膝局部及附近进行针灸治疗，具有很好的消炎、止痛及调衡作用，可以有效地缓解临床症状。通过各种推拿手法，可以达到很好的解痉、调衡、减压效果。两者同时使用，能达到加强疏通经脉、活血祛瘀、消肿止痛的功效。

3. 功能锻炼

由于髌骨软骨软化症患者存在不同程度的股四头肌内侧偏弱的特点，对股四头肌进行渐进式的抗阻练习，尤其是内侧肌的锻炼是很有必要的。方法是伤肢屈曲 70°~80°，躯干挺直，双手叉腰，弓步桩，每次 5~30 分钟；膝关节屈曲 70°~80°，马步桩 3~15 分钟，以膝关节感酸胀、发热为宜。

4. 物理疗法

超短波、蜡疗等物理疗法，具有一定的消炎镇痛效果。

5. 综合疗法

对髌骨软骨软化症的治疗常常需多管齐下，刺激患部，从而达到疏通经络气血，改善关节软骨的营养、代谢，促进变性软骨的修复，解除患者痛苦的目的。

◎髌骨软骨软化症的手术指征

1. 髌骨软骨软化症的手术指征

（1）经数月较为严格的非手术治疗，髌骨仍有疼痛者。

（2）有先天性或者后天性畸形者，可考虑手术治疗。

2. 目前临床主要采用的手术方法

（1）关节囊外侧切开、关节松解术。

（2）股骨外踝垫高术。

（3）髌骨软骨面切削术，对髌骨软骨面病变较小的可考虑此手术，以促进软骨的修复。

（4）髌骨软骨面破坏严重者，可行髌骨切除术。有学者认为髌骨切除后易导致关节不稳，因此主张切除髌骨后，行股四头肌成形术，认为这是对严重髌骨软骨症的较好疗法。

（5）髌骨钻孔减压术，可以有效地缓解髌股痛。

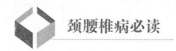

◎诊断膝关节积液的简便方法——浮髌试验

浮髌试验是用来确定膝关节损伤时是否出现关节积液。正常情况下，膝关节内的液体约为5mL，当关节积液达到或超过50mL时，浮髌试验为阳性，提示关节内有中等量积液。如果积液量太大，会出现患侧髌骨较健侧下沉，浮髌试验会呈阴性，但这时，即使不做浮髌试验，也能知道膝关节积液很多。

浮髌试验的检查方法是：嘱患者仰卧，将患侧腿膝关节伸直，放松大腿的肌肉，检查者一手挤压髌骨上方，压迫膝部，使关节液聚于髌骨后方，另一手的食指轻压髌骨后快速松开，如果髌骨有浮动的感觉就是阳性。

在临床上，对关节积液的常用治疗方法是穿刺。当关节积液较多、张力较大时，行关节穿刺，将积液和（或）积血完全抽净，也可向关节腔内注射透明质酸钠，并加压包扎。此外，适当的推拿、药物治疗和正确的下肢锻炼法也有良好的效果。

浮髌试验可以初步判断膝关节的积液量，但要确定积液的性质，还需要穿刺来确诊。

◎骨关节患者的后盾——手术治疗

骨性关节炎患者有持续性疼痛或进行性畸形，影响工作和生活时，要考虑手术治疗。手术方法的选择，必须根据患者的病变部位、年龄、职业、生活习惯等因素而定。骨性关节炎患者中，需进行手术治疗的发病关节，多见于脊柱、髋关节和膝关节。

1. 脊柱退行性关节炎的手术治疗

脊柱退行性关节炎（多见于颈椎、腰椎关节）可引起明显的神经系统并发症或功能障碍，如四肢麻木、活动障碍甚至瘫痪，经保守治疗无效或病情呈进行性加重者，应选择手术治疗。根据病变的部位和具体情况，通常选用椎管扩大减压术、骨赘摘除减压术和椎间盘摘除术等。颈椎关节手术一般多采用侧前方入路，暴露清楚后彻底减压，同时行椎体融合。腰椎关节的手术多采用全椎板或半椎板切除和部分关节突切除术。合并椎间盘突出者，要求同时摘除椎间盘，这样才能充分地解除对马尾神经根的压迫。

2. 髋关节骨性关节炎的手术治疗

（1）截骨术：股骨截骨术可减少疼痛、稳定关节和改善畸形，并可更多地保留一些活动范围。一般认为，早期截骨可防止骨性关节炎的恶化。将股骨在股骨粗隆下截断，外展大腿远端并且保持中立位，行钢板内固定和"人"字形石膏外固定，早期解除膝关节固定以免发生关节强直。

（2）髋关节融合术：适用于疼痛严重、关节破坏广泛的患者，可解除患者疼痛，但不易成功。健侧活动较好、患侧疼痛明显的患者，可采用关节融合术。术中要完全切除股骨头及髋臼之间的关节软骨，用"人"字形长腿石膏固定。

（3）髋关节成形术：双侧关节活动严重受限，膝及腰的活动极度受限是手术指征。术中切除关节囊，做金属杯关节成

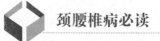

形术；如果双侧受累，可考虑将双侧或单侧股骨头颈切除，可保持一定的活动范围。

（4）全髋关节置换术：对60岁以上患有晚期骨关节病，疼痛和功能障碍明显者，经保守治疗无效，可采用全髋关节置换术消除疼痛，术后6周可恢复关节的承受能力和活动功能，但这种手术术后并发症较多。

（5）闭孔神经切断术：疼痛严重，但关节破坏小、活动较好的患者，可采用闭孔神经切断术以解除疼痛。

3. 膝关节骨性关节炎的手术治疗

（1）截骨术：适用于膝内翻或膝外翻，适用于关节的一侧负荷过重，但另一侧完好的患者。可行胫骨高位截骨，使畸形得以矫正，阻止退行性变的加重，减少和消除关节腔的积液，减轻症状。

（2）关节清理术：关节内有明显游离体或赘生物，影响关节活动者，可做关节清理术，术后要进行功能锻炼。

（3）对疼痛严重、关节破坏范围广泛者，可考虑做膝关节融合术或膝关节置换术。

◎ 当今流行的关节置换术

人工关节置换术，是指采用金属、高分子聚乙烯、陶瓷等材料，根据人体关节的形态、构造及功能制成人工关节假体，通过外科技术植入人体内，代替患病关节的功能，以达到缓解关节疼痛，恢复关节功能的一种手术。

人工关节置换术是 20 世纪最成功的骨科手术之一，它将无数患有终末期骨关节病的患者从病痛中解救出来，重新恢复了正常的生活。2007 年，国际权威医学杂志《Lancet》发表的评述性文章，将人工髋关节置换术称为"世纪性的手术"（The Operation of The Century）。

目前，膝关节置换和髋关节置换是人工关节置换术中最常见的两类手术，其 10 年的正常使率已经超过 90%，更有 80%以上的患者可以正常使用植入的假体长达 20 年以上，甚至伴随其终生。除此以外，肩关节、肘关节、踝关节等关节置换也在不断发展，取得了良好的中长期结果。随着生物材料与外科技术的进步，陆续出现了腕关节、指间关节、跖趾关节等小关节置换术，为患有严重小关节疾病的患者带来了希望。

近十年来，随着我国人民生活水平地不断提高，人工关节置换术的普及率大幅增加，置换技术日益成熟。但随之而来的关节置换并发症，以及人工关节置换适应证呈逐渐扩大化的趋势，已引起有识之士的高度关注。

◎人工关节常用的生物材料及适应人群

关节置换术能否成功，假体的材料十分重要。人工关节的不同部件，由不同材料制成，假体的关节表面需要进行抛光处理。目前，钴、钛、钢铁基合金金属材料，组成人工髋关节的股骨头、膝关节的股骨髁表面，超高分子聚乙烯材料组成人工髋关节的髋臼、人工膝关节的胫骨平台部分，聚甲基丙烯酸甲

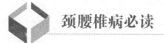

酯（骨水泥）用于人工关节假体与骨组织的固定。

近年来，新的研究成果不断应用于人工关节置换术的临床实践。生物陶瓷材料正被研制并广泛用于临床；假体表面的预处理，可增加假体与骨的固定效果，防止假体松动、脱离；通过改变合金化学成分和改进加工工艺，解决了假体柄的磨损、疲劳断裂和松动问题；新的骨水泥使用技术及更符合人体生物力学特性的假体形状设计，提高了假体的固定效果，减少了假体松动的并发症。同时，为确保手术成功，手术定位安装器械功不可没。目前定位器械日益精确，操作日趋简便，在绝大多数情况下，都能保证假体的良好定位。

常用的人工关节植入材料有：①金属合金；②高分子材料；③陶瓷材料。常用的金属可分为钛基（钛及钛合金）、钴基（钴铬、钴镍合金、钴铬钼等）和铁基（不锈钢）三类。高分子材料是指超高分子聚乙烯，主要制作髋臼杯假体及髋臼杯假体内衬。氧化铝、氧化锆陶瓷惰性稳定性好，在人工关节中可用于人工全髋关节的头臼部分。在体内和体外实验中，氧化铝及氧化锆的人工关节面的磨蚀及磨损率均明显降低。因此，一般建议年轻患者使用陶瓷材料。

◎ 人工关节的使用寿命

67岁的瑞姨在40岁时患上了类风湿关节炎，虽然四处求医，也一直用药治疗，但10来年病情控制还是不理想，后来连日常起居坐卧都痛苦不堪。听说做人工髋关节置换能获得比较好的治疗效果，在 55 岁退休那年，瑞姨下决心做了手术。术后，瑞姨恢复良好，坐卧行走逐渐自如，生活质量大有提高，跟着老朋友到处逛，唱歌跳舞，游山玩水，过得很充实很开心。可近两年来，瑞姨发现髋部连着大腿处又开始隐隐发痛，严重时走路都受影响。

经过详细检查，医生发现她的假体已出现明显松动，建议她接受翻修手术。瑞姨有些担心：髋关节才换了 12 年就要翻修，能不能再等几年实在不行了再重修？另外，现在就换，到 70 多岁时岂不是还要"再遭一次罪"？

人工关节的使用寿命，从理论与实践上都证实，它应该"活"20 岁，甚至 30 岁。自从 20 世纪 90 年代，引入国外人工关节置换术以来，手术越来越成熟，越来越多的患者成为受益者。但不容忽视的事实是，现在的科技还没有发达到让假关节可以使用一辈子的程度。在享受关节置换带来的好处之余，仍有部分患者或早或晚地出现诸如假体松动、脱位、感染、假体周围骨折等并发症。而且，随着假体使用时间的推移、人数的增多，发生率将不断增加。人工关节的使用寿命，与手术技术、假体质量、患者自身疾病的轻重及使用不当等因素有密切关系。从上述病例而言，瑞姨活动过度是不可忽视的重要因素。医生不但要把手术做好，也要把如何使用人工关节的要求告诉患者，并督促其做到。

使用人工关节，就像驾驶一辆属于自己身体的"汽车"，要珍惜它、爱护它、保养它。如果"超负荷驾驶"，又不好好保养，可能到不了使用年限就报废了。还有的"汽车"出厂时质量就不好，如假体型号不合适、假体质量不过关、手术不

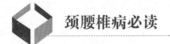

到位等，都会埋下隐患。

◎ 人工关节置换中常用的黏合剂——骨水泥

骨水泥是一种用于骨科手术的医用材料，由于它的部分物理性质以及凝固后的外观和性状，颇像建筑装修用的白水泥，便有了如此通俗的名称。其实，它的正名是骨黏固剂。其主要成分是聚甲基丙烯酸甲酯，主要用于人工关节置换手术。

骨水泥使用方便，从混合到固化只需要 10 多分钟，且固定牢固。但在填充时，可引起骨髓腔内高压，致使脂肪滴进入血管，引起栓塞，重则可引起肺栓塞，出现肺血管阻力升高、肺动脉高压、心肺功能衰竭等严重后果；同时，若骨水泥使用时间过长，人工关节仍有发生松动的可能。

骨水泥的远期并发症，尚有待于进一步研究。科学应用现代骨水泥技术、术中预防性给药等，可有效预防和减少术中骨水泥不良反应的发生。

颈 椎 病

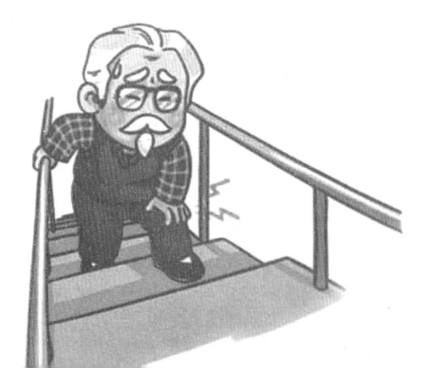

◎ 颈椎运动的特点

颈椎隶属于脊柱，与胸椎、腰椎、骶尾椎一起，共同组成人体的脊柱，颈椎居于最上方，上承头颅，下连胸腹。颈椎的位置决定了颈椎的活动度在脊柱各部中最大、最灵活，相对也更脆弱。颈椎共 7 节，根据颈椎的解剖特点，颈椎可以进一步细分为上颈椎和下颈椎，第 1 节颈椎为寰椎，第 2 节颈椎为枢椎，二者合称上颈椎，是连接头部与颈部的骨性结构，主要构成寰枢关节。第 3～7 节颈椎合称为下颈椎，主要起支撑和连接的作用。颈椎的运动可分为前屈、后伸、左右侧屈和旋转运动，上颈椎和下颈椎的运动特点又不完全相同。

上颈椎的运动，主要通过寰枕关节、寰枢关节来执行，可以完成旋转、侧弯、屈曲三个方向的运动。寰枕关节活动度小，解剖上寰椎主要随枕骨发生运动，它们之间仅有屈伸运动，就是做向上和向下的点头运动，即屈曲和后伸。屈曲时，枕骨在寰椎上向后退；后伸时，枕骨在寰椎上向前滑动，据测量，寰枕关节屈伸运动范围仅为 15°，即屈曲 5°，后伸 10°，可以避免颈椎受伤。

寰枢关节是上颈椎运动的主要关节，也是整个颈椎中运动最大的部位，主要完成旋转运动，就是转头活动，可以旋转90°。在颈部的完全转头动作中，有一半的旋转由寰枢关节首先发动，然后才是其他颈椎跟随做旋转运动。研究发现，颈椎在旋转时，头枕部会向同侧滑动，并且向对侧发生适度的侧弯。

下颈椎椎体的解剖结构特点，决定了下颈椎的主要功能是屈伸运动，而不是侧弯、旋转运动。下颈椎的屈伸运动，是由颈2～7通过椎间盘在水平位上发生扭转变形，并被压缩完成，屈曲时椎间盘的前部被压缩变窄，而后部增宽，棘突相互分开；后伸时椎间盘的前部增宽，而后部变窄，棘突相互靠近，其中颈4～6是屈伸活动最大的部位。

颈椎的侧弯运动并不是发生在寰枢关节，而是发生在寰枕关节及枢椎与颈3之间。颈椎的前后屈伸运动，可以是一种单独运动，而侧弯和旋转则不可能单独发生，侧弯总要引起旋转，而旋转必导致侧弯。颈椎运动依靠颈椎和周围附着组织一起完成，其运动幅度受骨、韧带、关节囊共同限制和保护，但过度运动可造成颈椎骨折或脊髓损伤。

◎ 颈椎病的定义

人们一谈到颈椎病，就会很自然地想到颈肩痛，认为只要有颈部、肩部疼痛就是颈椎病，这种把颈肩痛等同于颈椎病的观点，其实是错误的。颈椎病本身比较复杂，分型较多，再加上人们对颈椎病不够了解，很容易把其他疾病和颈椎病相混淆。到底什么是颈椎病呢？下面我们就谈谈颈椎病的确切定义。

其实，我国在1992年就明确了颈椎病的定义，并一直沿用至今。1992年，在青岛举办的第二届全国颈椎病专题座谈会上，把颈椎病定义为：颈椎椎间盘退行性变及继发的病理改变，累及周围组织结构（神经根、脊髓、椎动脉、交感神经等），出现相应的临床表现的一种疾病。这个定义是对颈椎病准确、全面、高度的概括，被广大骨科医生所接受，是我国目前为止关于颈椎病定义的统一标准。

确诊颈椎病必须同时满足三个条件：①具有颈椎病的临床表现；②影像学检查显示颈椎有退行性变；③影像学征象与临床表现相对应，即影像学所见能够解释临床表现。有类似于颈椎病的临床表现而没有影像学表现支持的，说明不是颈椎病，可能是别的疾病引起的。仅有影像学上的颈椎退行性变，而没有临床表现者，也不能叫颈椎病，只能叫颈椎退行性变，通俗地讲就是颈椎病的前期，退变要进一步发展，才有可能加重为颈椎病。

弄清楚颈椎病的定义后，对颈椎病的诊断就变得相对容易了，对于每一类型颈椎病的诊断，还要注意和其他疾病相鉴别。颈型颈椎病容易和落枕、肩周炎混淆，神经根型颈椎病容易和颈椎管内肿瘤和肱二头肌腱炎、肩周炎相混淆，脊髓型颈椎病容易与脊髓肿瘤、脊髓损伤相混淆，椎动脉型颈椎病容易和偏头痛、脑供血不足、脑动脉硬化、神经官能症相混淆，交感神经型颈椎病容易和梅尼埃综合征、脑梗死等相混淆。

颈椎病

59

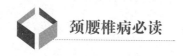

◎颈椎间盘的蠕变和滞后现象

椎间盘是构成脊柱的重要组织，是位于各节椎体之间的一层具有弹性的软组织垫，连接上下椎体，缓冲由上方传来的压力和下方传来的震力，起着传递和承受载荷的作用。自第2颈椎至第7颈椎，共有6个椎间盘，其中寰枢关节之间没有椎间盘，颈椎间盘的高度约占颈椎全长的20%。在脊柱的所有椎间盘中，腰椎间盘最厚，胸椎间盘最薄，颈椎间盘高度居中。

在解剖上，椎间盘由软骨板、纤维环和髓核三部分构成。软骨板内无神经组织，不产生疼痛，不能自行修复，只要软骨板保持完整，椎体不会因压力而发生吸收现象。髓核位于椎间盘中央，由纤维环包绕，不接触椎体，约占椎间盘横断面的50%~60%。其生物力学特性为亲水性、可塑性、蠕变性、滞后性。

蠕变是一个生物力学概念，通俗地讲就是缓慢变形，是指固体材料在保持应力不变的条件下，应变随时间延长而增加的现象。蠕变与塑性变形的概念不同，塑性变形只有在应力超过弹性极限之后才出现，而蠕变只要应力的作用时间足够长，在应力小于弹性极限时也会出现。椎间盘在受力环境下发生的蠕变过程缓慢，黏弹特性明显，也就是经过一段较长时间，才达到完全变形。必须指出，椎间盘的形变不是线性，而是呈指数形式变化的。随着蠕变量的增加，椎间盘刚度也会不断增加，椎间盘的刚度是由力、变形和作用时间共同决定的。

颈椎间盘凭借蠕变和滞后现象，传递和承受载荷，保护脊柱，避免身体和椎间盘自身的损伤。但是过大的直接暴力，可以导致颈椎骨折、椎间盘和韧带的损失；慢性磨损，可以导致椎间盘的变性和退变，使蠕变和滞后特性逐步减弱甚至丧失，加速椎间盘的退变，出现恶性循环，引起一系列的颈椎间盘病变。

◎颈椎退变是颈椎病的祸首

颈椎病属于一种退行性疾病。人体有自然衰老的过程，颈椎也不例外。颈椎退变，就是颈椎退行性变，包括颈椎解剖结构的衰老变化和颈椎功能的衰退。颈椎退变是机体的自然老化过程，本身不是疾病，究其主要原因是年龄增长、颈椎使用过多、颈椎修复能力下降这三个方面。仅有颈椎退变而无相关临床表现，不能诊断为颈椎病，但颈椎退变是颈椎病的一大病因和病理基础，并贯穿整个发病过程，可以说是颈椎病的祸首。正确认识颈椎病的祸首，对延缓退变进程和防治颈椎病有重要意义。

颈椎灵活但脆弱，活动频率高，一直处于承受负荷和磨损状态。人体在 30 岁以后，就步入了颈椎间盘的退化之路，随着年龄增加而逐渐加重，开始了从椎间盘退变、骨质增生、椎体退变、小关节退变、椎管狭窄一系列进程。

椎间盘退变是初始阶段，椎间盘包括髓核、纤维环和软骨板，椎间盘退变是这三部分结构和功能的退变。椎间盘的退变，从椎间盘水分减少、弹性降低开始，张力增高，纤维环、椎板受损变薄、变脆弱，髓核从纤维环的包绕中突出。

椎间盘的退变改变了颈椎的动态和静态平衡，失平衡现象造成了颈椎不稳定。机体有自身趋稳的本性，体内调节机制会在失稳状态下刺激骨生成，这些增生的骨就叫骨刺或骨赘，中医称为骨疣。为了维持颈椎的稳定性，颈椎周围韧带也会出现增生、肥厚、变性、钙化等代偿性改变。

椎间盘、小关节、椎体组成的稳定结构都破坏后，会形成椎管狭窄，表现为颈椎管、椎间孔和神经根管的狭窄，表现为容纳其中的脊髓、神经根、椎动脉受到压迫。这个狭窄可以是局部的狭窄，也可以是广泛的狭窄，从而引起一系列症状和体征。

◎ 颈椎病的好发部位

颈椎一共有 7 节，但颈椎病在每个节段的发病率是不相同的，一般来说，颈椎病多发于下段颈椎，而第 5～6 颈椎是颈椎病的最好发部位，这到底是为什么呢？

从颈椎生物力学角度来看，颈椎连接头颅和躯干，灵活性最大，颈椎可以完成屈伸、侧屈、旋转等运动，活动范围要比胸椎和腰椎大得多，颈椎生理曲度的存在，能增加颈椎的弹性，减轻和缓冲重力的震荡，防止对脊髓和大脑的损伤。其中第 5～6 颈椎是活动度最大、最灵活、最频繁的部位，颈 7 因为横突较大有较多的肌肉保护，稳定性好，不易损伤。下颈椎部在颈5～6，是屈伸最多的部位，此处静态曲度最大，所受压力最大，总的来说，颈5～6是颈部活动和受力的关键部位，同样是磨损最多的部位。

从解剖结构上来看，颈椎椎管从上至下逐步变小，据研究测量颈1椎管前后径为22.9mm，而颈6的仅为17.5mm。但颈脊髓恰恰相反，颈髓下段因颈部膨大而增粗，所以增粗的颈髓在变窄的颈5～6椎管中容易出现脊髓压迫。无独有偶，椎间孔从上至下逐步变小，而臂丛神经根从上到下一般逐渐变粗，所以也容易损伤。横突孔容纳椎动脉，颈5～6的横突孔离椎体距离很近，椎体的骨赘更容易压迫到椎动脉，引起椎动脉型颈椎病。同时，下颈段脊髓血运较差，神经根在椎管内是向下斜行，容易引起缺血和损伤。

由于以上原因，颈5～6成为颈椎病的好发部位就不难理解了。一般来说，由颈5～6神经根受压引起的颈椎病患者，多出现拇指和食指的麻木、活动不便，出现精细活动的障碍，如穿针等。此外，颈5～6病变患者，还会出现明显的皮肤感觉退减，肩关节、腕部力量减弱等症状。

◎颈椎病发生之机理——正常生物力学平衡的破坏

颈椎病是指颈椎椎间盘组织的退行性变及继发的病理改变，累及周围组织结构，并出现相应临床表现的一类疾病。到目前为止，对颈椎病的发病原因尚无定论，但是无论在病因、生理、病理，还是在临床诊断、治疗以及预防等方面，都与生物力学平衡被破坏有密切关系——颈椎正常生物力学失衡是引起颈椎病的重要原因。

首先，从颈椎的生物力学平衡谈起。正常人的颈椎平衡靠两方面来维持，按生物力学观点，颈部肌肉的调节和控制是颈椎运动的原始动力，称为动力平衡。颈椎中自身不具备像肌肉那样动作能力的结构，均属静力性结构，包括椎间盘、椎管、脊髓、神经根、血管、椎体及其附件（椎弓、横突、钩椎关节、关节突小关节）等，它们之间的平衡就是静力平衡。静力平衡和动力平衡处于动态平衡中，如果任何一个平衡遭到破坏，都会引起生物力学结构的异常，最终导致颈椎病的发生。

从动力性失衡来看，颈部共有40多条肌肉，起着提供动力、稳定脊柱、保持姿势等作用，其中颈后部肌群最发达，也最重要。脊柱的运动是在神经和肌肉的协调作用下完成的，无论颈部肌肉做何种运动，颈椎随时都要保持一种动态平衡，通过肌肉的收缩抵消外力，以保持平衡。研究发现，当肌肉劳损，或瘫痪丧失肌力时，颈部肌肉将产生运动失衡，是引起颈椎病的重要因素。

颈椎静力性结构失衡，由于涉及解剖结构较多，概括而言包括神经根与椎体附件和椎间盘的失衡、椎动脉与椎体及附件的失衡、交感神经与椎体及附件的失衡、脊髓与椎管及椎管内韧带的失衡四种情况，与此相对应的分别是神经根型颈椎病、椎动脉型颈椎病、交感神经型颈椎病、脊髓型颈椎病。颈椎病的发病机制为动力失衡在先，动力失衡发展成静力失衡，长期处于失衡状态下极易发生颈椎病。

◎ 颈椎病的病因诊断

颈椎病又叫颈椎综合征，是由颈椎间盘变性、骨质增生等引起的，以颈肩疼痛、四肢麻木为主要表现的疾病，中医称为"项痹病"。颈椎病的病因复杂，一般来说，可以从内因和外因两个方面进行概括。颈椎间盘退变是颈椎病的发病基础和内在因素，而外伤和感受风寒湿邪是颈椎病发病的外在因素。

颈椎间盘发生老化和退变，是颈椎病最主要的病因和基础，继而发生颈椎椎体间相对平衡和绝对平衡的破坏，身体通过调节机制在椎体的边缘"长出骨刺"，以维持颈椎的稳定性，随着病情的进一步发展，颈椎间盘突出和增生的骨赘压迫周围的脊髓、神经根、椎动脉而引起颈椎病。有些人存在先天性发育不良，中医称为"先天不足"，这类患者天生椎管就比正常人狭窄，或者存在明显的先天畸形，也是颈椎病的发病原因之一。除此之外，血液循环的损害和颈椎活动节段的异常，也是颈椎病发生的重要因素。必须指出的是，很多人的颈椎都会发生退变，但不是所有人都可以诊断为颈椎病，这是因为仅仅有颈椎发生退变的基础是不够的，还需要至少一种可以直接导致颈椎病发作的外在因素。

外伤是颈椎病的外在因素之一。颈椎退变、失稳的人，要比正常人的颈椎脆弱得多，轻微的头部或颈部外伤就可能导致颈椎病的发作或复发，如果再引起骨折或脱位的话，治疗难度将大大增加，疾病的预后效果也将大打折扣。

颈椎病

65

风、寒、湿不仅是导致颈椎病的外因，也是诱因之一。当风、寒、湿邪侵犯颈部，颈部的肌肉会收缩、紧张、僵硬，血液的流速减慢，引起颈肩部僵硬、疼痛。《素问·痹论》曾记载："风、寒、湿三气杂至，合而为痹也……寒气胜者为痛痹。""以冬遇此者为骨痹。"中医认为风、寒、湿邪妨碍气血的正常运行，气血运行不畅，不通则痛。筋脉和肌肉得不到正常的滋养，则出现颈部肌肉痉挛等症状。

◎颈椎病的临床表现

人们对颈椎病的印象一般是脖子痛、肩膀痛，其实颈椎病的症状并不仅是这些，颈椎病的发病机理复杂，临床分型较多，临床表现也各种各样，颈肩背部的疼痛不适、僵硬和活动不利仅是颈椎病最基本也是最多的临床表现。当出现这些症状时，人们不难想到是颈椎病。但是颈椎病发病的复杂性和症状的多样性，不仅给颈椎病的诊断和治疗带来困难，有时也给患者带来误导和迷惑。下面把颈椎病的一些常见症状，做一下介绍，以加深患者对颈椎病的认识。

项部的疼痛、僵硬，是颈椎病最普遍的症状，有时症状会延及整个肩背部，甚至患者不能点头、仰头及转头。一个很典型的特点是患者在转头时，身体必须跟着同时转动。如果患者仅有颈肩部的僵硬疼痛，说明还是颈椎病的初期，一般属于颈型颈椎病的范畴。

颈肩部疼痛伴上肢放射性疼痛麻木，这种疼痛又叫根性疼痛，典型的表现是疼痛和麻木沿着受累神经根的走行和支配区放射，这种疼痛非常有特点，究其原因是骨赘或突出的椎间盘，压迫到了颈椎的神经根，而产生的类似于神经过电现象。如果症状是根性疼痛，基本可以确诊为神经根型颈椎病，这种疼痛可以是一阵阵的发作或者发作很长时间。根性疼痛会在颈部活动、咳嗽、排便及用力时加重，日久还会出现上肢和手握力的减退、肌肉萎缩、感觉下降。

头晕一般被认为是头部出了问题，其实不然，很多头晕是由颈椎病引起的。这种头晕的特点是颈部活动时、头部姿势改变时，症状更为明显，常伴有头痛、眼花、恶心、呕吐、耳鸣，严重者会突然晕倒，原因是负责供应大脑血液的颈椎动脉受到刺激或压迫，出现了短暂的大脑供血不足所致。这种类型的颈椎病可以诊断为椎动脉型颈椎病。

四肢无力，走路不稳像踩在棉花上，身子有被绳子束缚的感觉，严重的患者根本不能行走，还会出现大小便失控，这些症状都是颈部脊髓受到压迫引起的。脊髓型颈椎病对身体损伤较大，治疗不及时的话致残率很高。

个别颈椎病会影响到食管，出现吞咽困难，还有的颈椎病患者出现心慌、胸闷不适等类似心脏病的症状，这是由于交感神经受到刺激引起的。颈椎病症状的多样性，决定了颈椎病容易和其他疾病混淆，所以如果发现有这些症状要及时就医，早日诊断，早日治疗。

颈椎病

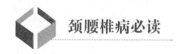

◎ 颈椎病与工作的关系

据不完全统计，我国颈椎病患者人数高达 1 亿，各行各业中都有很多颈椎病患者，但不同行业的颈椎病发病率是不同的，颈椎病的发病率与工作有着密切的关系。长期从事低头伏案工作，或头颈常保持某一个方向或动作的人，都容易罹患颈椎病。办公室白领、IT 行业、手术室护士、外科医生、会计、教师、银行工作者、作家或撰稿人、出租车司机、交通警察、汽车修理工等，都是颈椎病发作的高危人群。据报道，这些职业的颈椎病发病率在 60% 左右。

这类工作多需要颈椎长时间处于屈曲位，这些动作使颈椎在承接头颅和维持平衡时受力很大，增加了颈椎间盘内的压力，而且使颈部肌肉长期处于紧张和受力状态，颈部肌肉在超负荷状态下出现疲劳受损，颈后肌肉和韧带受损，引起颈椎的动态失衡，进一步发展成静态失衡，颈椎椎体出现骨质增生，长此以往，损伤加剧，颈椎病因此而生。

这类是由不良姿势引起颈椎病，所以从事这类工作的人，也应该首先从调整姿势做起，预防和治疗颈椎病。伏案工作者首先在坐姿上要尽可能保持上身的自然直立，维持头、颈、胸的正常生理曲线，头部微微前倾，调整桌面与椅子的高度保持颈椎的休息位。另外，在工作 1 小时左右应轻轻耸肩、转头、拍拍肩背部，并抬头向远望。在办公室内，也要避免空调冷风直吹颈肩部，预防风、寒、湿邪侵犯颈椎。颈椎病的症状虽然复杂，但只要引起重视，颈椎病是可防可治的，高危职业者更要"未病先防"。

◎复杂的颈椎拍片

颈椎病的诊断、治疗以及对病情严重程度的评估，都离不开颈椎的影像学资料。虽然 CT 和 MRI 逐渐在基层医院普及，使得骨科医生越来越依赖 CT 和 MRI 检查，但是，颈椎的 X 线片，一直以来都是颈椎病的常规检查。颈椎共 7 节，椎体较小、解剖结构复杂、有骨骼遮挡，这些特点使得颈椎 X 线拍片比较复杂，仅靠颈椎正侧位片通常是不够的，还需要拍颈椎张口位、过屈过伸位、双斜位片，下面我们就谈谈复杂的颈椎拍片。

颈椎正侧位是最常用的颈椎拍片。正位片主要看颈椎排列顺序，通过观察棘突是否居中，判断颈椎有无侧弯情况，另外，还可以观察双侧钩突是否有骨刺。颈椎侧位片观察的项目比较多，首先看颈椎曲度是否变直、过度前凸或反向后凸；其次可以看骨刺，骨刺多分布于颈 4~7 椎间隙前后缘，骨刺有大有小，形态不同；再次，可以观察是否有椎管狭窄，这需要测量椎体与椎管的矢状径，如果二者比值低于 0.75 即可以判定为椎管狭窄；还可以观察椎间隙有无狭窄，项韧带和后纵韧带有没有钙化点等。

颈椎过屈过伸位，又叫颈椎动力位片，指颈椎在向前屈曲和向后仰伸状态下的侧位片，通过过屈过伸位片可以测量颈椎

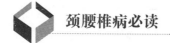

的活动度，观察颈椎的稳定性。如果上位椎体和下位椎体出现滑动或者说是梯形，即为颈椎不稳定。

颈椎双斜位片，就是从左右两侧倾斜45°拍摄的斜位片，主要用来观察椎间孔和关节突关节。在斜位片上观察椎间孔最佳，包括椎间孔的高度和直径，正常人颈椎间孔的矢状径平均在6.5mm左右。斜位片还可以看到关节突关节的退变、增生情况。

颈椎张口位，顾名思义，就是口张开后拍的颈椎片，因为第1、2颈椎被枕骨和下颌骨遮挡，颈椎正侧位片不易于观察寰椎、枢椎的情况，通过张口位拍片，可以观察寰椎、枢椎是否有骨折，尤其适合于观察齿状突有无骨折、移位等情况，也可以观察齿状突是否居中。

◎ 颈椎 MRI 的诊断优势

磁共振成像（MRI）是近10年兴起的一种高端诊断技术。其原理是一些特别的原子核在外加磁场中，通过吸收频率射频场提供的能量，形成一个核磁共振信号，磁共振信号可以辨识骨骼、血管、神经、肌腱、肌肉、神经等组织，尤其对脑和脊髓分辨率高。核磁共振技术极大地推动了脊柱疾病影像学诊断的发展，是目前针对颈椎最有效的影像检查手段。

颈椎病病情复杂，常借助于影像学检查明确诊断及病情，X线拍片可以作为颈椎病最基本的普查手段，并提供颈椎稳定情况及生理曲度；颈椎 CT 在检查颈椎骨性结构病变方面有优势，如颈椎骨折、椎管狭窄、后纵韧带骨化症、颈椎小关节增生等。但是，如果要了解颈椎的软组织病变，必须借助颈椎MRI，借此评价颈椎病的严重程度。

磁共振成像是诊断颈椎间盘脱出最有效的方法，其能清晰地显示每一个椎间盘病变的类型，分辨出正常纤维环与髓核，椎间盘有无变性、椎间盘突出的方向和程度，有无压迫神经根等。颈椎 MRI 能够显示颈椎脊髓的解剖结构及各种病理改变，可以区分脊髓与脑脊液，并且能直接显示出脊髓内的病变，排除脊椎肿瘤或脊髓肿瘤，观察脊髓有无缺血、变性、受压。MRI 能显示有无骨刺、颈椎后纵韧带骨化、黄韧带钙化，以及这些变化是否对脊髓及神经根造成压迫和压迫的程度。MRI 还可以为颈椎手术提供指导和依据，用于评估病情、指导手术方式和手术方案、预判手术的难点和预后，还可以在术后观察颈椎脊髓及神经根减压的情况，判断手术是否成功。除此之外，MRI 还可以判断颈椎是否有外伤和感染。

不可否认，MRI 是目前脊柱医生不可缺少的检查手术，但 MRI 价格昂贵，普及性低，还不是骨科的常规检查，作为一名骨科医生，应该权衡 X 线、CT、MRI 的利弊，选择一种或几种进行检查。

◎颈椎病猝倒之谜——椎动脉缺血

70 多岁的李奶奶酷爱体育锻炼，经常在小区里散步、打太极拳，有一次在打太极的时候，转头过猛，突然眼前一黑，两腿发软，猝倒在地。过了一会儿，李奶奶才慢悠悠醒来，幸好没发现什么大碍。闻讯而来的子女紧张异常，生怕她得了脑出血，万一落个半身不遂就麻烦大了，不由分说，把李奶奶送到医院做详细检查。头颅 CT 做出来后，却发现没有问题，脑出血基本排除了，那问题到底出在哪里呢？医生在详细询问病史后发现李奶奶患颈椎病好多年，以前就有过几次莫名其妙地晕倒，进行了颈椎拍片检查，诊为椎动脉型颈椎病，她的晕倒是颈椎病引起的颈源性眩晕。

颈椎病可发生突然晕厥，又叫颈性晕厥，是由于颈椎病导致椎动脉受压迫，大脑血液供应不足而出现眩晕。椎动脉的供血受很多因素影响。首先，颈椎病患者的骨刺压迫椎动脉血管，使椎动脉血管变细、血流减少；其次，颈椎病出现颈椎间盘变性、椎间高度丢失，椎动脉相应地变长，迂曲、扭转的血管使血流不畅；再次，高血脂、动脉斑块使椎动脉血液黏稠，呈高凝状态，血管内壁形成斑块，造成血流不畅；最后，老年动脉硬化、高血压使椎动脉血管弹性降低，同样会阻碍血流。上述几个方面共同作用，加剧了椎动脉缺血，易导致颈椎病猝倒。

颈性眩晕不同于脑中风，有自己的临床特点。首先，患者有长期的颈椎病史，以前出现过多次晕倒，多是因突然扭头引起，能很快清醒，清醒后没有意识障碍，不留后遗症，通过这点很容易和脑中风区分。颈性眩晕轻度发作时头晕，感觉自身或周围景物旋转，可伴恶心呕吐，严重则猝倒。通过颈椎的椎动脉 MRI 检查可以确诊。

对于这类颈椎病患者，要注意积极控制高血压、高血脂，锻炼时注意动作不能过快，尤其是转头时要缓慢，否则会造成头晕、眩晕。

只要合理治疗，生活中加以预防，颈椎眩晕是可防可治的，猝倒也可以避免。

◎ 颈椎病的疼痛之苦

疼痛是人体感受到的一种伤害性感觉。现在颈椎病患者人数众多，饱受其苦者大有人在。颈椎病疼痛的部位分布广泛，疼痛性质多样，还容易和其他疾病引起的疼痛相混淆。为了更好地了解颈椎病的疼痛特点，使患者少受颈椎病的疼痛之苦，我们来了解一下颈椎病的疼痛类型。

大部分人认为颈椎病就是脖子疼，其实不然。颈椎病疼痛的部位分布广泛，除了最常见的颈项部、肩背部之外，还会出现上肢疼痛、头痛、偏头痛，甚至一些看似和颈椎病不搭边的心绞痛、胆绞痛、乳房疼痛等，都可能是由于颈椎病引起的。

除了疼痛部位不同，颈椎病的疼痛有自己的特点：

（1）放射痛：多属于神经根型颈椎病，特点是疼痛从上肢向手部像过电样的放射，放射痛的范围为颈椎受压的神经根支配区域，刺痛多见。

（2）颈项部局部疼痛：为颈型颈椎病的典型表现，但其他类型颈椎病也多合并颈项部疼痛，一般为隐隐作痛，不向周围扩散，多由病变的相应颈椎节段引起。

（3）扩散痛：指的是一条神经根的分支受到压迫后，疼痛从这个分支分布的区域，扩散到整条神经分布的区域，这种疼痛在颈椎病的早期可以见到，和放射痛类似。

（4）牵涉痛：是指某些内脏器官发生病变时，导致其在体表相关的区域产生疼痛，原因是颈部脊髓受到压迫，引起对应节段内脏区的疼痛，比如在颈 5~6 出现病变时，可能出现心绞痛。

（5）血管性疼痛：一般是由椎动脉型颈椎病引起的，椎动脉缺血会导致偏头痛，疼痛性质以跳痛多见，部位多在颞部的一侧，发作短暂，与颈椎的活动密切相关。

◎ 颈椎病的另类痛——牵涉痛

牵涉痛属于一种比较特殊的疼痛类型，具体表现在某些内脏出现病变，而疼痛却表现在身体体表的某些部位，看似完全没有联系的两个部位，其实有着一种特殊的联系。这种特殊联系的机理，至今还没有完全研究透彻，但比较统一的观点是：有病变内脏的神经纤维，与体表某处的神经纤维会合于同一脊髓段，这样就建立起神经传导的一个特殊通路，受损内脏的痛觉冲动，借此通路就把疼痛投射、传递到相应的皮肤上，其实这块皮肤一点疾病也没有。这种疼痛是在 100 多年前，由西方医生海特观察到，并命名为牵涉痛。常见的牵涉痛包括心绞痛引起的右臂内侧痛、肾结石引起的腰痛、肝胆疾病引起的右肩痛。

颈椎病也同样会出现牵涉痛，但因为这种疼痛比较另类，发生率很少，容易被忽视或被误诊为其他疾病，其隐匿性易延误对颈椎病的正确诊断和治疗。颈椎病的牵涉痛，主要是指颈髓节段受累引起相应节段内脏区的疼痛，如颈上段脊髓受压迫时，不但会出现颈源性头痛，有时患者也会有头面部的不适；如颈下段脊髓受压迫时，可在出现上肢症状的同时，伴发心绞痛或胃痛等内脏部位的牵涉痛。

在颈椎病早期，有的患者出现背痛，这就是一种牵涉痛。但这个时候，不少患者并没有颈项部疼痛，医生在诊疗时，多会忽略颈椎病的诊断，把颈椎性背痛误诊为胸背部脊柱疾病等。但背痛是个危险信号，因为心脏病的临床表现和颈椎性背痛有相似之处，需要心内科和骨科医生联合会诊才能明确诊断。如果掉以轻心，延误心脏病的治疗，后果是很严重的。在这种情况下，患者心里也要有"牵涉痛"这根弦，应尽早向专业医疗人员求助，寻找病因并做及时治疗。

◎ 从压痛点区别颈椎病与肩周炎的不同

作为一名行医多年的骨伤科医生，门诊上有不少患者一来就称自己得了"颈椎病"，可是经过详细询问病史和仔细查体后，发现事实并非如此，他们遭受的病痛其实是肩周炎引起的。

颈椎病和肩周炎都是骨伤科门诊的常见病，中老年人多发，症状有时非常相似，主诉都为肩臂部疼痛，因此不少人会把颈椎病和肩周炎混淆。以肩臂部疼痛为主要症状的一般属于神经根型颈椎病，常侵犯颈 5 ~ 7 神经根，除了上述症状外，还会出现颈部疼痛和根性疼痛，根性疼痛以神经根分布和支配区域的放射痛为特征性表现。肩周炎多见于 50 岁左右的男性，肩关节的活动度因为局部疼痛明显减少，疼痛的部位主要在肩关节周围，颈椎活动不会带来肩部的疼痛变化，咳嗽、打喷嚏也不会加重肩关节疼痛，颈神经根无压痛，肩周组织有压痛，肩关节局部激素封闭多有效。

可以利用压痛点的不同来区别颈椎病和肩周炎。颈椎病的压痛点主要分布在肩背部和颈项部，体格检查时在冈上肌、冈下肌、大小菱形肌、大小圆肌、提肩胛肌、斜方肌等处可有压痛点，在颈椎旁肌和颈后肌枕骨附着处也有压痛点，颈椎病一般在肩周部没有压痛点。而肩周炎的压痛点主要集中在肩关节周围，多为肌腱在肩关节的附着点处，具体为肱二头肌长、短头循行在三角肌前后、三角肌肱骨段、肩部止点等处多见，部分患者冈上肌腱在循行肩峰与肱骨大结节之间也会出现压痛点，肩周炎患者不会出现颈神经根的压痛点。

另外，我们还可以从疼痛的性质、肌肉萎缩的部位、X 线片的表现等区别颈椎病和肩周炎。总体而言根据详细的病史、仔细的查体、患者的症状和 X 线片的表现，不难鉴别颈椎病和肩周炎。

◎ 颈椎病的颈外之因——咽喉炎症

50 多岁的赵阿姨半年来一直感到咽喉疼痛，有异物感，以为自己得了"咽喉炎"，多次到耳鼻喉科就诊，吃药后虽然有所减轻，但总是反复发作，苦不堪言。前两天，赵阿姨的咽喉疼又犯了，就向一位做骨科医生的亲戚王主任求助，王主任仔细查体后发现赵阿姨的颈椎也不太好，就给她的颈椎拍了 X 线片，果不其然，片子上显示她颈椎的前缘有骨质增生。赵阿姨疑惑不解，难道咽喉炎和颈椎病还有关系？经过王主任的耐心解说，并给予对症治疗后，赵阿姨的"咽喉炎"竟然被骨科医生治好了。

其实，人体的咽喉和颈椎位置靠得很近，两者之间有淋巴循环相通，咽喉出现炎症，细菌、病毒等致病物质就会沿着淋巴管传播到颈椎周围的肌肉、韧带，颈椎周围组织的痉挛、收缩、变性，破坏颈椎的动静态平衡，会诱发颈椎病或加重颈椎病；反之，颈椎病患者椎体前缘的骨赘，可能刺激咽喉，引起咽喉的疼痛、异物感、声音嘶哑。

医生提醒，咽喉炎很常见，若长时间咽部不适，应注意预防颈椎损伤，尤其是在咽喉炎发病期间，若感觉颈椎不适，应及时到骨科就诊。儿童患者要特别重视，不能做剧烈运动，也不能当成落枕擅自处理，必须尽快到正规医院就诊，防止颈椎损伤加重，以免小病酿成大祸。

日常生活的保养也很重要，咽喉炎患者要多喝水，不吸烟，注意保暖，避风寒，预防呼吸道感染，尽量少吃刺激性食物，避免咽喉受伤。如果出现急慢性咽喉炎症状，要及时就诊，治疗炎症，阻断其向颈椎的传导。对于同时有咽喉炎和颈椎病的患者，要双管齐下，积极治疗。

◎ 神经根型颈椎病的特征与预后

神经根型颈椎病在临床中最常见，在各种颈椎病中发病率最高，大约占颈椎病总数的60%。通俗地讲，神经根型颈椎病就是颈神经根受到压迫的颈椎病，神经根受压迫的部位一般在椎间孔或椎管内，引起压迫的原因可能是骨赘、突出的椎间盘，颈椎发生节段性不稳定也可能压迫神经根。颈神经根在左右两侧都有多根分布，所以受压的神经根可以是单根或多根，也可以是单侧或双侧。一般为30～50岁中年患者，男性多见，大部分起病缓慢，少部分起病比较急，有以下临床特点。

最早出现的症状，通常是颈部疼痛和感到颈部僵硬，有些人还会感到肩部及肩胛骨内侧缘疼痛，如果出现这种情况，不能和肩周炎相混淆。

神经根型颈椎病最典型的特征，就是根性疼痛，表现为上肢放射性疼痛或麻木。值得注意的是，这种疼痛和麻木沿着被压迫的神经根的分布和支配区放射，这种疼痛非常典型。在熟悉每条神经根走向和分布的前提下，医生可以根据患者的症状，来确定是哪节神经根受到压迫，寻找问题的症结所在。其好发部位为颈5～7，一般来说，颈5～6神经根受压迫，多出现拇指和食指麻木、活动不便，因此无法做一些像穿针、刺绣等比较精细的活；而颈6～7神经根受压迫，主要表现为食指和中指发麻，中指皮肤感觉退减，屈腕及伸指力量减弱。

另外，神经根受压迫一边的上肢，还会感觉沉重、手部握东西无力，典型的会出现持物坠落，严重的患者晚期会出现肌肉萎缩。

　　神经根型颈椎病的诊断并不困难，最主要的就是出现神经根受压迫的根性疼痛症状，再加上医生的专业检查和 CT、MRI 等影像学检查，除此之外，要排除肩周炎、腕管综合征、肘管综合征等疾病。

　　本病的预后受许多因素影响。很多人在发病初期重视程度不够，常常等到病程较长、症状不能忍受时才来就医。一般来讲，单纯的疼痛、麻木经治疗后预后较好，而出现肌力减退与肌肉萎缩时，就不容易恢复了。有研究证实，神经根型颈椎病，如病程在半年以内，经过正规治疗，绝大部分人手部的力量可以恢复；病程在半年以上者，治疗后很难恢复到正常人群水平；严重的神经根型颈椎病，需要手术治疗，如不及时手术，会使病情加重，最终导致不可逆的结果。

◎ 颈型颈椎病的特征及预后

　　颈型颈椎病，又叫局部型颈椎病，即指颈椎病的症状表现在局部，主要部位为头、肩、颈、臂的疼痛及相应的压痛点，X 线片上可以表现正常，或仅有颈椎生理曲线的改变和轻度骨质增生，但没有椎间隙狭窄等明显退化。人们对颈型颈椎病感觉比较陌生，但说到落枕就很熟悉，其实不少反复落枕的患者，就属于颈型颈椎病。颈型颈椎病的病因，一般分为内因和外因：内因主要为颈部肌肉、韧带、关节囊的急、慢性损伤，

颈椎病

椎间盘退化变性，椎体不稳，小关节错位；外因主要为感受风寒、感冒、疲劳、睡眠姿势不当或枕头过高，内外因共同作用引起颈肩部肌肉疼痛。

颈型颈椎病多在夜里或早上起床时发病，虽然可以自己缓解，但也会反复发作，多见于 30 ~ 40 岁的中年女性。疾病早期可有头颈、肩背部疼痛，疼痛程度轻重不一样，有的疼痛轻但容易反复发作，有的疼痛剧烈不能做点头、仰头及转头活动，转动时往往随同身子一起转动。急性期后过渡到慢性期，常常感到颈肩部及上背部酸痛。有的人不能持久看书、写作和看电视等，有的人活动颈部有"嘎嘎"响声，有的人早上起床后感到"脖子发紧""发僵"，活动不灵便，有的人在劳累后还感觉半边头部甚至整个头部发紧、头痛，休息后或好转。

颈型颈椎病的诊断并不困难，有落枕史，颈肩部疼痛、僵硬、活动不灵活，拍颈椎 X 线片仅有轻度退化表现，一般就可以诊断为颈型颈椎病。此型在临床上极为常见，也是最早期的颈椎病。由于症状较轻，患者往往不够重视，以致反复发作使病情加重，一般来说，颈型颈椎病预后良好，虽有反复发作之忧，但不会对颈椎病患者的身体和智力造成严重损害。大量的临床观察证实，颈型颈椎病实际上是颈椎病的最初阶段，也是治疗的最佳时机。

◎非手术治疗颈椎病应注意的问题

非手术疗法是颈椎病患者的首选，它可以使颈椎病症状减轻，或明显好转，甚至治愈，对早期病例效果尤佳。非手术疗法也是手术治疗的基础。

在使用非手术疗法治疗颈椎病时，首先应明确诊断。没有正确的诊断，就没有正确的治疗。非手术疗法有严格的适应证，若将脊髓侧索硬化症、椎管内肿瘤等误诊为颈椎病加以治疗，肯定无效。

其次，由于颈椎解剖和生理功能的特殊性，非手术疗法也有严格的操作规范，任何超出颈椎生理限度的粗暴操作，不仅难达预期效果，且易造成不良后果。例如，手法推拿太重或不得要领，患者可突然出现神经症状、瘫痪，甚至立即死亡。医生应对每例颈椎病患者的病理解剖仔细了解，选择最合适的治疗方法，避免发生意外。非手术疗法也不是对所有颈椎病都适合，例如，对脊髓型颈椎病仅寄希望于牵引疗法，成功率不大。同样，由钩椎关节明显增生所造成的椎动脉型颈椎病，也难以靠某种非手术疗法获得奇效。每种疗法应按具体要求，结合病情，灵活掌握。例如，对伴有黄韧带肥厚的颈椎病患者，牵引时采取仰颈位，当然无效；反之，对一个颈椎管前方有巨大骨赘者，头颈前屈位牵引也难以收效。某些非手术疗法，早期反应较大时，应加以解释，取得患者合作。

其三，不能贻误正常治疗。既有颈椎病又伴有其他更严重的疾患，非手术治疗不但无明显反应，还易出现意外。由于病情发展，尤其是脊髓的血管受压后，可使病情突然加剧，对此种病例应及早手术治疗。对某些病例切勿因非手术疗法而延误手术时机，例如重症脊髓型、急性脊髓前中央动脉症候群等，在积极准备手术的情况下，可以采取相应的非手术疗法。但切

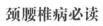 颈腰椎病必读

忌由于对病情判断不明，盲目而过久地用非手术疗法，以致延误最佳手术时机。

◎牵引的作用

牵引对颈椎病患者来说并不陌生，常用的有颈托牵引和骨牵引，其主要作用包括以下内容。

1. 使颈椎局部安静

任何伤患的痊愈与康复，局部安静是其首要条件。颈椎病亦属这一范畴，因此必须保持颈椎的安静。

2. 维持正常体位

不良体位与颈椎病的发生及发展关系密切。以椎节退变为主者，前屈位将增加椎间隙内压，以致引起病情加重。以椎管发育性狭窄及黄韧带松弛为主者，仰伸位由于引起椎管矢状径的减少必然加重病情。因此，如果选择前后平衡的中立位，或是保持其他有利于病情的体位，将颈部加以固定与制动，有利于患者的康复。

3. 可避免加重颈部外伤

外伤当然不利于颈椎病的康复，尤其是当椎管内容积处于临界状态时，对颈部加以固定与保护，使其免受外力作用，是十分必要的，特别是既往有外伤史者，则更有必要。

4. 恢复颈椎的内外平衡

颈椎内外平衡失调，是许多颈椎慢性疾患的后果，但又可反过来成为病变进一步发展的原因之一，并成为其恶性循环的

直接因素。因此，固定与制动后的颈椎可逐渐恢复颈椎的内外平衡，至少可起到避免进一步加剧的功效。

5. 手术前准备的需要

术前制动与固定，也是手术的需要。

6. 术后康复的需要

任何一种手术，对颈椎来说均是一种创伤，局部的固定与制动，是其恢复的重要因素之一。如此既可减轻手术局部及邻近部位的创伤性反应，又为其创伤修复提供基本条件。

◎牵引的适应证

牵引是颈椎病常用的治疗方法，但也有相应的适应证范围，主要用于以下类型的颈椎病。

1. 根型颈椎病

具有以下三种情况者疗效较佳：因椎节不稳造成脊神经根刺激症状者，因髓核突出或脱出引起脊神经根受压者，根性症状波动较大者。

2. 脊髓型颈椎病

主要指由于椎节不稳，或髓核突出等，造成脊髓前方沟动脉受压所致的中央型病例，疗效较佳。但此类型者，在被牵引时，易发生意外或加重病情，要求由有经验者实施，并密切观察锥体束征变化，一旦加重则应立即终止。

3. 椎动脉型颈椎病

以钩椎关节不稳，或以不稳为主，伴有骨质增生所致的椎

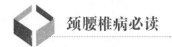

动脉供血不全者，疗效较佳。

4. 颈型颈椎病

一般病例多采用休息等一般疗法即可获得良效，牵引疗法仅用于个别症状持续不消者。

◎不宜牵引的颈椎病患者

颈椎病不宜选择牵引的情况有以下几种。

1. 年迈体弱，全身状态不佳者

此类患者在操作中容易发生意外，切勿选用。

2. 颈椎骨质有明显破坏者

为防止此类患者发生意外，应于牵引前，常规拍摄颈椎正侧位片以除外结核、肿瘤等骨质破坏者。

3. 颈椎骨折脱位者

牵引易引起或加重其瘫痪，慎用。

4. 拟行手术者

此类患者多伴有明显致压物，不仅在牵引过程中有可能发生意外，且大重量牵引后易引起颈椎椎旁肌群及韧带的松弛，极可能在手术后引起内固定物或植骨块的滑出。

5. 枕－颈或寰－枢椎不稳者

虽有疗效，但如使用不当易引起致命后果。在一般情况下，切勿任意选用。

6. 有炎症者

除全身急性炎症者外，咽喉部有各种炎症者亦不宜选用。

7. 其他

凡牵引后有可能加重症状者，例如落枕（颈部扭伤）、心血管疾患及精神不正常者等，均不宜选用，以防加重病情或发生意外。

◎颈椎病病情变化的自我评估

在治疗过程中，出现以下情况应及早就医（包括急诊）。

1. 症状加重者

包括自我感觉与他人观察，前者主要包括肌力（双手及双足肌力较易发现）及疼痛等感觉异常是否加重，他人观察主要是指患者的步态、姿势及全身状态。

2. 无原因出现剧痛或原疼痛加重者

这种情况除了脊神经根遭受刺激者以外，80%～90%以上的病例系肿瘤所致。尤其是疼痛剧烈，夜间加重，用吗啡等强止痛剂方能有效者。

3. 突然步态失稳者

表明有可能系因脊髓本身或脊髓血管受累所引起，应及早做进一步检查，以防延误治疗时机。

4. 体重明显减轻者

除个别病例由于采取减肥疗法外，如无任何特殊原因（例如发热及胃肠道疾病等）突然消瘦者，则有肿瘤的可能，尤其是年龄较大及更年期后妇女，应做进一步检查确诊。

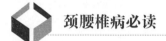

5. 突然跌倒者

如无特殊原因（例如饥饿、关节扭伤等），在步行时突然跌倒，或双膝发软，将要跪倒而被人搀扶，或是需要扶墙，方能站立及行走者，表明有可能是脊髓锥体束受累所致，需做进一步检查确定。

6. 出现无法解释的症状或反应者

在治疗过程中，如又出现各种新的症状，或是对各种疗法呈现异常反应（例如症状加剧及过敏反应等）时，表明另有其他原因，应及早就医。

7. 症状毫无好转者

经 3～4 周治疗后病情虽未恶化，但又毫无好转或改善迹象者，应做进一步检查，以排除是否误诊或病情不适合非手术疗法。

◎ 颈椎病的手术适应证

在颈脊髓周围施术属于可能危及患者生命安全，或可能造成严重残废的重大手术，必须认真对待。不仅应严格掌握手术适应证和充分的术前准备，而且对术中任何步骤的操作，都要细心和耐心，以防发生意外。

神经根型颈椎病，多可经保守疗法治愈或明显好转，若经非手术治疗久治无效，临床体征、神经学定位、X 线片显示病变之椎节三者相一致，可酌情手术治疗。

脊髓型颈椎病，轻度者可行非手术治疗，中、重度者则应手术治疗，特别是脊髓受压症状与体征呈进行性加重或突然加剧者，包括外伤后突然出现脊髓受压症状和体征者，必须手术治疗。

椎动脉型颈椎病，有颈性眩晕或猝倒症状，经非手术疗法无效，椎动脉造影排除其他疾患，明确椎动脉受压的部位和程度，方可施术。

X线平片和食管钡餐检查，证明椎体前缘骨赘刺激和压迫食管，引起吞咽困难，经非手术治疗无效者，可考虑手术治疗。

至于混合型颈椎病，根据具体类型按上述原则酌情施术，混合型的手术难度较大。

◎颈椎病术前训练三要点

说到手术前的准备，一般都认为是医生、护士的事，其实不然。无论是颈前路手术，或是颈后路手术，由于术中和术后对患者体位有特殊要求，因此患者必须在术前认真进行相应训练，避免因此而影响手术的正常进行与术后康复。其中包括：

1. 训练在床上大、小便

手术患者于术前均应在医护人员监督下加以训练。除非内固定十分确实，术后当日一般不允许患者下床，为避免患者不能自我解小便，不得不插入导尿管。

2. 气管、食管推移训练

气管、食管推移训练是颈前路手术准备工作的重要措施之一。因颈前路手术，术中需将内脏鞘牵到对侧，方可显露椎体前面（或侧前方）。因此术前应嘱患者用自己 2～4 指的指尖，在颈部皮肤外方，将气管及食管等组织持续地向非手术侧推移。这种动作易刺激气管，引起反射性干咳等症状，必须向患者反复交代其重要性；并明确指出，如牵拉不合要求，不仅术中损伤大，出血较多，且可因无法牵开气管而被迫中止手术，如勉强进行，则有可能引起气管或食管损伤等并发症，甚至可出现气管、食管或胸膜的破裂。

训练开始时，每次持续 10～20 分钟，此后逐渐增加至 30～60 分钟，而且必须将气管牵过中线，如此训练 3～5 天。体胖颈短者推移时较为费力，可适当延长时间。患者体弱无法自行推移训练者，应由护士、家人或其他人协助，并按要求到位。

手术途径一般为右侧，如果病变位于左侧，或是右侧已经做过手术，局部有粘连再进入困难时，手术切口亦可从左侧进入，此时则应向相反方向进行气管、食管推移训练。

3. 床上肢体功能锻炼

床上肢体功能锻炼主要为上下肢的伸屈、持重上举，与手、足活动。既有利于术后功能恢复，又可增加心搏量，提高患者术中对失血的适应能力。

◎颈椎病手术的入路选择

选择前路还是后路手术途径治疗颈椎病，取决于每例患者自身的病理解剖特点，能解除对脊髓、神经根、椎动脉压迫的术式，便是首选。

1. 前路手术主要用于以下情况

以椎间盘脱出为主者；椎体后缘有骨性或软骨性致压物，压迫脊髓或血管者；椎间关节松动不稳，伴有神经症状需行固定术者；椎体前方骨赘已压迫食管，引起吞咽困难，需切除骨赘者。

2. 后路手术主要用于以下情况

颈椎病有多节段损害，造成广泛椎管狭窄，或合并发育性椎管狭窄，椎管矢状径小于10mm者，先行后路减压，而后再酌情行前路减压。但单节段病损严重，成为主要致压物者，仍以前路手术为宜。难以除外椎管内肿瘤者，需经后路手术途径。上颈段不稳，以枕颈不稳为主，引起椎动脉供血不足，经保守治疗无效时，则需行后路枕颈融合术。

◎颈椎前路手术可能发生的并发症

1. 喉返神经损伤

术中没有必要暴露喉返神经，采用钝性分离而不用锐性分离，也不用电凝止血，这样在显露椎前筋膜过程中就不会损伤喉返神经。此外，牵拉气管、食管时也应注意，以免损伤喉返神经。

2. 食管和气管损伤

多因牵开器的叶板较锐而突破咽部、食管和气管，植骨块

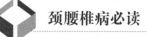

的前端锋锐也可刺穿食管。术中若发生损伤，应及时修补。

3. 颈部过伸性损伤

术中为了便于暴露椎体或全麻气管插管时，头颈向后仰伸，使原来已受压的脊髓遭受挤压伤或挫伤，甚至可引起严重瘫痪。

4. 脊髓与神经根损伤

在切除椎管前壁骨质时，各种器械皆可误伤硬脊膜、脊髓、脊神经根和根动脉。环锯在使用中稍有偏斜即可导致误伤，高速钻头在坚硬的骨赘上极易滑动，失手可造成意外。冲击式咬骨钳如使用不当，易误伤脊髓，钳头较厚和椎管狭窄者被误伤可能性大。

5. 椎动脉损伤

颈椎侧前方减压可误伤椎动脉。常规用橡皮片将椎动脉轻轻牵开，并用盐水纱布保护之，可避免损伤。

6. 睡眠性窒息

术中、术后皆可发生睡眠性窒息。多见于第 3、4 颈椎水平以上手术与脊髓创伤时，主要症状为直立性低血压、心动过缓和呼吸功能不稳定。如能及早发现，减少手术与药物刺激，并采取相应的有效措施，大多可以恢复，否则易引起死亡。

7. 术后颈深部血肿

血管结扎线脱落、骨创面渗血、血管丰富的颈长肌出血等均可致颈深部血肿，多见于术后当日，严重者可因压迫气管引起窒息而死亡。发现后应立即送手术室，拆除缝线放出积血，充分止血后，置胶管引流，逐层缝合创口。

8. 植骨块滑脱

不论何种形状的植骨块，如与椎骨部分或大部切除后的空隙不匹配，则易滑脱。植骨块少许移位，仍在椎骨间起固定作用者，可不予处理。如完全脱出，影响日后椎间关节稳定，甚至造成食管、气管压迫者，必须重新手术植入。

9. 颈前部创口感染

浅部感染易被控制。深部感染，尤其是波及椎管的炎症，需将植骨块取出，在充分引流的情况下，予以大量广谱抗生素和支持疗法。

◎颈椎后路手术可能发生的并发症

1. 硬脊膜损伤

发育不良性椎管狭窄者，其硬膜外脂肪往往缺如，加之局部多有粘连，如未先用神经剥离子分离粘连，用冲击式咬骨钳咬除椎板时，硬脊膜被挟于钳口内而造成撕裂。切除黄韧带时也可误伤硬脊膜。

2. 脊神经根损伤

颈椎管侧前方减压或神经根管减压时，用冲击式咬骨钳或高速电钻，易损伤脊神经根。对脊神经根部的出血任意钳挟，或用电凝止血，在切开硬膜囊行齿状韧带切断或松解粘连时，皆易误伤脊神经根。

3. 脊髓损伤

上述造成硬脊膜和脊神经根损伤的情况，皆可损伤脊髓。

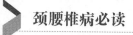

另外，不应牵拉脊髓，在硬膜囊外牵拉也可损伤脊髓。吸引器头直接贴于硬膜上吸引或切开硬膜囊时，皆可误伤脊髓。

4. 颈深部血肿

止血不彻底，缝合时残留无效腔及术后引流不畅，皆可导致颈深部血肿。除非较大的血肿，一般多可自行吸收。但有进行性脊髓压迫症状时，应及时探查止血，置胶管引流后重新缝合创口。

5. 脑脊液漏

较颈前路手术多见，切开蛛网膜探查者，发生率高达5%。

6. 切口感染

颈后路手术较颈前路手术易发生切口感染。术前皮肤准备不当和创口内血肿是常见的原因，不靠无菌术而靠抗生素预防术后感染，这是错误观念。严格的无菌技术、无创操作、消灭无效腔和创口引流通畅，是预防术后切口感染的必要措施。

◎脊髓型颈椎病的症状及预后

脊髓型颈椎病是由于颈椎椎体退化及相邻软组织的退变（如椎间盘突出、椎体后缘骨刺、后纵韧带骨化、黄韧带肥厚或钙化、椎管狭窄等）造成了对脊髓的直接压迫，加上剧烈的运动或长期的不良姿势等动态因素的影响，导致脊髓受压或缺血，继而出现脊髓的功能障碍，临床表现如四肢麻木无力、活动不灵、走路时有踩棉花的感觉等。本型颈椎病虽较为少见，但症状严重，且多以隐性侵袭的形式发展，易被误诊为其他疾患而贻误治疗时机，因此其在诸型颈椎病中处于重要地位。

一般来说，脊髓型颈椎病的临床表现为早期双侧或单侧下肢麻木、疼痛、僵硬发抖、无力、颤抖，行走困难，继而双侧上肢发麻，握力减弱，容易失落物品。上述症状加重时，可有便秘、排尿困难与尿潴留或尿失禁症状，或卧床不起，也可并发头昏、眼花、吞咽困难、面部汗出异常等交感神经症状。

若为因椎间盘突出或脱出所致者，预后较佳，痊愈后如能注意防护则少有复发。若椎管矢状径明显狭小，或伴有较大骨赘，或后纵韧带钙化者，预后较差。病程超过 1 年且病情严重者，尤其是脊髓已有变性者，预后最差。

◎ 症状五花八门的椎动脉型颈椎病

椎动脉型颈椎病较之脊髓型颈椎病略为多见，因其中大多是由于椎间关节不稳所致，易经非手术疗法治愈或好转，故住院及需手术者较少。本型主要引起头痛症状，故又称之为上行性颈椎病，并易与多种引起头痛的疾患相混淆，在椎动脉影像学检查前常难以确诊，因此，其诊断问题常成为各有关科室之间容易争议的问题。

其临床表现，颈部症状较轻，主要为椎－基底动脉供血不足症状，其次为椎动脉周围交感神经节后纤维受刺激后，所引起的自主神经症状，可谓五花八门。

1. 椎 – 基底动脉供血不足症状

（1）偏头痛：为多发症状，发生率约在80%以上，常因头颈部突然旋转而诱发，以颞部为剧，多呈跳痛或刺痛。一般为单（患）侧，有定位意义；如双侧椎动脉受累时，则表现为双侧症状。

（2）迷路症状：亦较多发，主要表现为耳鸣、听力减退及耳聋等症状。其发生率约为80%，主要是由于内耳动脉供血不足所致。

（3）前庭症状：主要表现为眩晕，发生率约为70%。其发生、发展及加剧均与颈部的旋转动作有直接关系，应注意与梅尼埃病鉴别。

（4）记忆力减退：约60%的病例出现此种现象，往往在手术刚结束（椎动脉减压性手术）后患者即主诉"头脑清楚了"。甚至发病多年不能下棋的患者，术后当日即可与病友对弈获胜。

（5）视力障碍：约有40%的病例出现视力减退、视物模糊、复视、幻视及短暂的失明等，主要是由于大脑枕叶视觉中枢以及第Ⅲ、Ⅳ、Ⅵ对脑神经核（位于脑干内）和内侧束缺血所致。

（6）精神症状：以神经衰弱为主要表现，约占40%。其中精神抑郁者较多，欣快者较少，多伴有近事健忘、失眠及多梦现象。

（7）发音障碍：较少见，约占20%。主要表现为发音不清、嘶哑及口唇麻木感等，严重者可出现发音困难，甚至影响吞咽，主要是由于延髓缺血及脑神经受累所致。此症状更多见于高位侧索硬化症患者，应注意鉴别。

（8）猝倒：系因椎动脉痉挛引起椎体交叉处突然缺血所致，多系突然发作，并有一定规律性。即当患者在某一体位头颈转动时，突感头昏、头痛，患者立即抱头，双下肢似失控状发软无力，随即跌（坐）倒在地。发作前多无任何征兆，在发作过程中因无意识障碍，跌倒后即可自行爬起。其发生率约在20%。

2. 自主神经症状

由于椎动脉周围附有大量交感神经的节后纤维，因此当椎动脉受累时必然波及此处的交感神经，引起自主神经系统的平衡失调，临床上以胃肠、心血管及呼吸系统症状多见。个别病例可出现 Horner 征，表现为瞳孔缩小、眼睑下垂及眼球内陷等。但其他疾病亦可出现 horner 征，需通过各种检查，才能确诊。

◎以吞咽困难为主症的颈椎病

食管压迫型颈椎病又称吞咽困难型颈椎病，在临床上相对少见。正是因为其少见，因而易被误诊或漏诊，因此应引起注意。

其发病原因，主要是由于椎间盘退变继发前纵韧带及骨膜下撕裂、出血、机化、钙化及骨赘形成所致。其主症是：吞咽障碍早期主要为吞服硬质食物时有困难感，食后胸骨后有异常感（烧灼、刺痛等），渐而影响吞服软食与半流质饮食。其吞咽障碍的程度可分为：

（1）轻度：为早期症状，表现为仰颈时吞咽困难，屈颈时则消失。

（2）中度：指尚可吞服软食或半流质饮食者，较多见，且来就诊者较多。

（3）重者：仅可进食水、汤，但少见。

此外，尚伴有颈椎病症状，约80%的病例伴有脊髓、脊神经根或椎动脉受压症状，因此应对其进行全面检查以发现其他症状。同时，还应除外其他疾患，如食管癌、贲门痉挛、胃十二指肠溃疡、癔症和食管憩室等疾患，必要时可采用MRI或纤维食管镜检查。但应注意：在有骨赘的情况下，行纤维食管镜检查有发生食管穿孔的危险。

◎引起颈肌筋膜炎的原因

颈肌筋膜炎，亦称纤维织炎或肌肉风湿病，富有白色纤维的组织，如筋膜、腱鞘、肌膜、韧带、肌腱、骨膜和皮下组织等，易患本病。

颈肌筋膜炎依发病原因可分为原发性和继发性。原发性者原因不明，与受风、寒、湿和病灶感染有关，龋齿、副鼻窦炎、中耳炎、慢性胆囊炎等是常见的慢性病灶。继发性者多与损伤、感染、风湿热或寄生虫感染有关。也有一部分患者，是由于未明确诊断的潜在颈椎病，造成颈部（以后可到肩臂部）神经营养性障碍或刺激所致。风湿、慢性劳损或其他慢性因素常相互交织在一起，不易分清主次，但详细分析病情，多次检查，可以找出主要矛盾。

◎颈棘间韧带及项韧带损伤

引起颈项痛的病因中，颈棘间韧带和项韧带的损伤是重要因素。

颈椎的棘间韧带较弱，棘上韧带甚为坚强。项部的棘上韧带向后伸延，成为三角形薄板，名为项韧带。其上缘附着在枕外嵴，前缘附着在寰椎后结节和所有颈椎棘突，成为颈部肌肉的正中隔。项韧带在协助颈部后伸、对抗颈部屈曲和维持颈部姿势上有很大作用。当发生暴力性过度颈椎屈曲，超出肌肉和上述韧带的保护作用时，则可引起棘间韧带和项韧带损伤，临床上屈曲型颈外伤最常见。

还有一部分由"挥鞭"伤所致，常见于高速行驶的汽车在前进中突然刹车，在惯性冲力下，乘车人在瞬间发生屈曲型颈部损伤，致使颈椎后软组织、棘间韧带、项韧带和小关节囊等撕裂，有的同时发生颈椎脱位或半脱位。随着颈屈曲后又受反作用力，使关节脱位又复位。因此，X线片等检查未见骨折脱位，仅见棘突间距离增宽、棘突排列紊乱或伴有棘突骨折。碰到上述情况，我们要考虑发生颈椎脱位或半脱位的可能。

除急性损伤外，慢性劳损及退行性变，亦可造成颈棘间韧带和项韧带损伤。头颈部前屈过久，颈后的棘间韧带、项韧带和黄韧带等所承担的重力增加，韧带长期处于拉长的紧张状态，负担过重，日久出现组织充血、水肿、炎性渗出，继而粘连和退变，甚至引起韧带的病理性纤维断裂。

◎ "落枕" 是这样发生的

"落枕"是对颈部突然发生疼痛，活动障碍，最后自愈这一症候群的通俗名称。常因睡觉时枕头过高或过低，睡醒后即觉颈部疼痛和活动受限，故俗名"落枕"。

颈椎关节结构较平坦，关节囊松弛、滑动度大，故稳定性差。睡觉时枕头高度不合适或睡觉姿势不良，第3~7颈椎悬空，头颈部未被支托，在肌肉完全放松的情况下，因头颈部长时间屈曲或过度伸展而致关节受损，如此时又受到风寒侵袭，则更加容易诱发本病。若原已有颈椎间盘退变，经不良姿势睡眠后，或颈部活动超出正常范围时，更易导致本病。

"落枕"最多发生在第2~3颈椎。该段为椎体间有椎间盘组织结构的开始节段，其上方属于颅椎关节组合结构，其下方直接连接与之结构相同的颈椎群体，为两者之间的过渡地带，是首先具有椎间盘结构的活动关节，因此很容易受伤。

◎颈椎后纵韧带骨化症的相关因素

后纵韧带排列分为2~3层，其内层纤维较短，仅连接上下椎体，外层纤维则跨越3~4个椎体，中层纤维长度介于前两者之间，颈椎后纵韧带骨化可能与下列因素有关。

1. 炎症

主要由于咽喉处等上呼吸道感染，波及椎管周围的小静脉或细小动脉，形成炎性闭塞，或血流动力学改变，表现为血流缓慢，引起钙盐沉积，以致韧带钙化并逐渐进一步骨化。

2. 慢性劳损

有人主张将本病与颈椎病视为同一种疾患，主要是考虑本病的发生与发展，多起源于颈部慢性劳损后，属于整个退变过程的一部分。事实上，绝大多数病例均有颈部劳累史，且多在50岁以后发病，少数患者可在40岁左右出现。

3. 创伤

后纵韧带骨化多见于上颈椎，而一般创伤则好发于下颈椎，两者关系似不密切。但实际上，上颈椎的活动量并不亚于下颈椎，尤其是旋转与伸屈活动。在此过程中，任何对后纵韧带的超限牵拉、伸屈活动，以及扭曲，均可造成韧带下或韧带本身的出血、渗出和创伤性炎症，甚至韧带撕裂，此为造成其钙化与骨化的另一原因。

颈椎后纵韧带骨化的后果，就是易导致椎管变小、硬膜囊受压。

颈椎病

腰椎间盘突出症

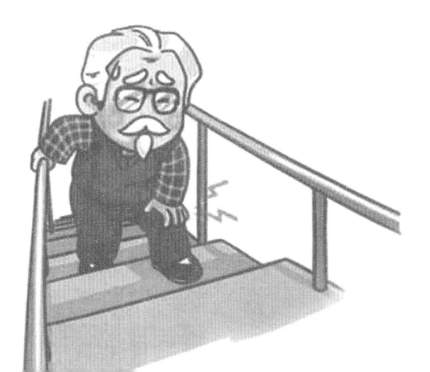

◎腰痛是症状，不是疾病的名称

腰痛是指腰、骶部的疼痛或不适感，不伴或伴有下肢的反射痛。腰痛是一种常见病，估计多达80%的人在一生中的某一时期都会受到腰痛的困扰。那么腰痛到底是不是一种疾病呢？严格来讲，多数腰痛难以有明确的诊断，所以腰痛应该是一种症状，也可以说是一种综合征，而不是疾病。

◎引起腰痛的相关因素

腰痛不是作为一个独立疾病而存在，它只是一个症状。很多人都经历过腰痛，引起腰痛的原因也是多种多样，与腰痛有关的因素大致可分为以下三种。

1. 个人因素

目前研究表明，35～55岁为腰痛的好发年龄，且女性患者常多于男性患者；体重正常或稍高于正常的个体，较体重低于正常者好发腰痛，极度肥胖者更易出现腰痛；社会经济地位低者，一般较地位高者好发腰痛，这可能与前者多从事体力劳

动有关，但由于近来电脑、手机的普及，白领患腰痛的比例也
呈明显上升趋势；一般认为，全身健康状况良好者，发生慢性
腰痛的危险性相对较小，恢复也相对较快；还有，目前认为腰
痛的发病率随吸烟量的增加而上升，其原因尚待进一步研究。

2. 职业因素

腰痛显然与体力劳动的强度有关。引起严重腰痛的危险因
素有：反复抬举重物、使用气锤和机械工具，以及驾驶机动车
等；工作体位与腰痛的关系，也已得到普遍关注，在长时间坐
位或立位的职业中，腰痛的发生率一般较高；车辆驾驶员的腰
痛发生率较高，这与其长期的坐位姿势、脊柱受震动有关。

3. 心理因素

除了上述两个因素外，心理因素与腰痛发生率的关系，越
来越受到研究者的重视。一般认为，工作环境所造成的心理应
激与腰痛有关；个体心理因素包括人格特征、情感因素等，如
抑郁等，都与腰痛有关。

了解了引起腰痛的相关因素，我们可以尽可能地远离这些
不利因素，做一个无腰痛的健康快乐人！

◎ 与腰痛有关的疾病

王阿姨患腰痛已有半年，自以为是腰肌劳损，不当一回
事，近来疼痛加重，不得已才到医院。医生查体发现王阿姨腰
部两个位置压痛很明显，仔细询问病史发现，王阿姨平时活动
量也不大，无外伤，10 年前有膀胱肿瘤手术史，医生建议做

腰部 MRI。起先王阿姨不肯去检查，嫌费用既贵又麻烦，以为只要贴张膏药就可以了，后来在医生的解释及子女的督促下才去做 MRI，结果却发现有占位性病变。

临床上引起腰痛的疾病有很多，有些腰痛并不是腰部的病变引起的。为简便起见，可将引起腰痛的疾病分为脊柱内和脊柱外两大类。

1. 脊柱外疾病

包括泌尿生殖系统、胃肠系统、血管系统、内分泌系统和脊柱以外的神经系统和肌肉骨骼系统的疾病，病变包括感染、肿瘤、代谢紊乱、先天性异常或老年性疾病。

2. 脊柱内疾病

指原发于脊柱的疾患，常见的有发生于脊柱肌肉骨骼系统、局部造血系统、局部神经系统的疾病，病变性质为影响脊柱或脊神经的肿瘤、损伤、炎症、老年病和免疫疾病等。

临床遇到腰痛，千万不能想当然，马虎对付，应仔细分析，及时诊治。

◎易与腰椎间盘突出症混淆的疾病

腰椎间盘突出症，以腰痛、腿痛或腰腿痛并存为特点。而表现为腰腿痛的疾病很多，因此，临床上要特别注意与腰椎间盘突出症相混淆的疾病，并加以鉴别，常见的有：

1. 腰部急性扭伤

腰部急性扭伤具有如下特点。

（1）有明确的外伤史。

（2）腰部肌肉附着点有明显压痛。

（3）局部肌肉封闭后，腰痛缓解，下肢痛消失。

（3）直腿抬高试验阴性。

2. 腰部慢性劳损

腰部慢性劳损，多因急性腰扭伤后未完全恢复，或虽无明显急性扭伤，但因工作、生活姿势不良，长期处于某一特定姿势，过度劳累等，引起慢性劳损性腰痛。患者劳累后感到腰部钝痛或酸痛，可牵涉到臀部或大腿后方，不能胜任弯腰工作。卧床后症状减轻，但不能完全缓解。查体可见腰部肌肉附着点有压痛，一般腰部活动不受限，直腿抬高试验阴性。

3. 腰椎管狭窄症

腰椎间盘突出症往往与椎管狭窄同时存在，其发生率可高达40%以上。间歇性跛行是腰椎管狭窄症最突出的症状，而坐骨神经一般不受累，患肢感觉、运动和反射往往无异常改变。根据临床表现，结合 CT、MRI 检查或脊髓造影，可做出明确诊断。

4. 腰椎结核

腰椎结核一般只有腰痛，很少有根性痛，但在骨质破坏、椎体压缩塌陷、寒性脓肿等压迫时，可发生类似椎间盘突出的临床表现。患者往往有较明显的全身症状，如低热、盗汗、消瘦、血沉增快等；X 线、CT、MRI 检查，可见骨质破坏、椎间隙变窄、腰大肌脓肿等改变。

5. 椎管内肿瘤

腰椎管内肿瘤可刺激和压迫神经根，引起与椎间盘突出症相似的根性痛；也可以压迫马尾神经，引起与中央型椎间盘突出症相似的马尾综合征。临床上，腰椎管内肿瘤具有如下特点。

（1）腰痛呈持续性剧痛，夜间尤甚，往往需用镇痛药后方能入睡。

（2）脊髓造影可见蛛网膜下隙存在占位性病变。

（3）MRI 检查可证实椎管内肿瘤存在。

诊断是医生们的事，但有些腰痛患者常喜欢自作主张，把所有腰痛都往腰椎间盘突出症上靠，忽视其他疾病的存在，造成的后果是贻误病情，耽误治疗，小病酿成大害。

◎喷嚏引起的腰椎小关节紊乱

小王正在和同事们说笑，打了喷嚏即直不起腰，疼得哇哇叫，旁人先以为其开玩笑，后来发现小王的脸都发青了，赶紧将小王送到医院。拍片检查无异常，医生给小王的腰扳了几下，小王又有说有笑了。问医生小王得的是什么病，医生说是腰椎关节滑膜嵌顿症，又称腰椎小关节紊乱症。

人体腰椎后关节，由上位椎骨的下关节突与下位椎骨的上关节突构成，小关节面有软骨覆盖，具有一小关节腔，周围有关节囊包绕，其内层为滑膜，能分泌滑液，以利关节运动。当腰部突然闪扭、弯腰前屈和旋转运动时（如打喷嚏时引起的腰部快速运动），小关节间隙张开，关节内负压增大，滑膜即可进入关节间隙中。如果伸屈时关节滑膜被夹于关节间隙，就会造成小关节的滑膜嵌顿或小关节半脱位。滑膜和关节囊有丰富的感觉和运动神经纤维，因而引起剧烈的疼痛和反射性肌痉挛，如不及时解脱嵌顿，会产生慢性严重腰痛和关节炎。

有人经手法治疗后，可收到立竿见影的效果，也有人可自行恢复，但也有人即使治疗后，仍需休息一段时间。这是因为滑膜嵌顿较轻，时间较短，随着腰部活动，嵌顿自己解除了；若滑膜嵌顿较重，时间较长，复位也较困难，即使滑膜嵌顿解除后，受嵌顿的滑膜不能恢复原状，其修复需要一定时间，因此症状消退的时间也相应延长。

◎腰椎滑移

腰椎滑移是由于先天性发育不良、创伤、劳损等原因，造成相邻椎体骨性连接异常，发生上位椎体与下位椎体部分或全部滑移，表现为腰骶部疼痛、坐骨神经受累、间歇性跛行等症状的疾病。

一般可分为：

（1）先天性滑移：峡部先天发育不良，不能支持身体上部的重力，多伴腰5、骶1脊柱裂。

（2）峡部性滑移：椎体前滑，后部结构基本正常，由峡部异常导致的滑脱。人体处于站立位时，下腰椎负重较大，导致前移的分力作用于骨质相对薄弱的峡部，长期反复作用可导致疲劳性骨折及慢性劳损。

（3）退行性滑移：由于长时间持续的下腰不稳，或应力增加，使相应的小关节磨损，发生退行性变，关节突变得水平，加之椎间盘退变、椎间不稳、前韧带松弛，从而逐渐发生滑脱，但峡部仍然保持完整，又称为假性滑脱，多见于老年人。

（4）病理性滑移：发于全身性疾病，导致小关节面骨折或拉长。

（5）医源性滑移：多见于外科手术治疗后，由广泛椎板及小关节切除减压引起。

先天性滑脱者出生就存在，可见于儿童、青少年、青年人；退行性腰椎滑移，发病年龄以 20～50 岁较多，占 85%，发病男性多于女性，男女之比为 29∶1；病理及医源性滑脱可见于任何年龄人群。

腰椎滑脱所引起的临床症状有很大的变异性，并非所有的滑脱都有临床症状，且不同的患者可能出现的临床表现及轻重均可不一。这除了与脊柱周围结构的代偿能力有关外，还取决于继发损害的程度，如关节突增生、椎管狭窄、马尾及神经根受压等。

主要表现有：

（1）腰骶部疼痛：多表现为钝痛，极少数患者可发生严重的尾骨疼痛。疼痛可在劳累后出现，或于一次扭伤之后持续存在，站立、弯腰时加重，卧床休息后减轻或消失。

（2）坐骨神经受累：表现为下肢放射痛和麻木，这是由于峡部断裂处的纤维结缔组织或增生骨痂压迫神经根，滑脱时神经根受牵拉所致。

（3）间歇性跛行：若神经受压或合并腰椎管狭窄，则常

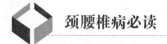

出现间歇性跛行症状。

（4）马尾神经受牵拉或受压迫症状：滑脱严重时，马尾神经受累，可出现下肢乏力、鞍区麻木及大小便功能障碍等症状。

（5）腰椎前凸增加，臀部后凸。滑脱较重的患者可能会出现腰部凹陷、腹部前凸，甚至躯干缩短，走路时出现摇摆。

（6）由于滑脱使上一个棘突前移，触诊时可发现腰后部有台阶感、棘突压痛。

前后位 X 线片不易显示峡部病变，侧位 X 线片能清楚地显示椎弓崩裂形态，并能测量滑脱分度。国内常用的是 Meyerding 分级，即将下位椎体上缘分为 4 等份，根据椎体相对下位椎体向前滑移的程度分为 Ⅰ ~ Ⅳ度：

Ⅰ度：指椎体向前滑动不超过椎体中部矢状径的 1/4 者。

Ⅱ度：超过 1/4，但不超过 2/4 者。

Ⅲ度：超过 2/4，但不超过 3/4 者。

Ⅳ度：超过椎体矢状径的 3/4 者。

◎腰椎间盘突出症与腰痛

临床上患者常常将腰椎间盘突出症与腰痛混为一谈，其实不然。

严格来讲，腰痛只是一种常见症状，而不是一种病。估计多达 80% 的人，在一生中的某一时期都会受腰痛的困扰。腰突症是引起腰痛的常见原因之一，但不是唯一原因。

腰椎间盘突出症是因椎间盘变性、纤维环破裂、髓核突出，刺激或压迫神经根、马尾神经根所表现的一种综合征，是骨科常见病、多发病，是引起腰痛的常见原因之一。腰椎间盘突出以腰4～5、腰5～骶1间隙发病率最高，本病多见于青壮年，患者痛苦大；伴有马尾神经受累者，可引起大小便功能障碍，严重者可致瘫痪，给患者的生活和工作带来很大影响。大多数病例可根据病史、临床表现和影像学检查，做出明确诊断。大多数病例非手术治疗后，可获得满意效果。

◎腰椎间盘突出症的孪生兄弟——腰椎管狭窄症

腰椎管狭窄症，是指因原发或继发因素，造成腰椎管结构异常、椎管腔内变窄，出现以间隙性跛行、腰腿痛为主要特征的一种疾病。腰椎管狭窄症常见于中老年人，男性多于女性，患者的主要症状是长期反复的腰腿痛和间隙性跛行。疼痛性质为酸痛或灼痛，有的可放射到大腿外侧或前方，多为双侧，可左右腿交替出现症状。当站立和行走时，出现腰腿痛或麻木无力，疼痛和跛行逐渐加重，甚至不能继续行走，休息后症状好转，骑自行车无妨碍。病情严重者，可引起尿急或排尿困难。部分患者可出现下肢肌肉萎缩，肢体痛觉减退，膝或跟腱反射迟钝，直腿抬高试验阳性。也有部分患者虽主诉多，但没有任何阳性体征。

拍摄腰椎正、侧、斜位 X 线片，有助于诊断，常在腰4～

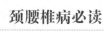

5 和（或）腰 5 ~ 骶 1 之间，见到椎间隙狭窄、骨质增生、椎体滑脱等改变，椎管内造影、CT、MRI 检查可帮助明确诊断。

◎腰椎间盘突出症的诱发因素

腰椎间盘突出症主要是由椎间盘的变性所致，而导致椎间盘突出症的诱发因素较为复杂，目前尚无定论，但与下列因素有关。

（1）腰部负荷过度：从事重体力劳动和举重运动者，常因过度负荷造成椎间盘早期退变。长期从事弯腰工作，如煤矿工人或建筑工人，经常弯腰提取重物，使椎间盘内压力增加，易引起纤维环破裂，髓核突出。

（2）腰部外伤：在腰部失去腰背部肌肉保护的情况下，腰部的急性扭伤，可造成椎间盘突出。

（3）腹内压增高：约 1/3 患者发病前，有明显的腹内压增高因素，如剧烈的咳嗽、打喷嚏、屏气、便秘等。

（4）体位不正：无论是睡眠时或日常工作、生活中，当腰部处于屈曲位时，如突然加以旋转动作，易诱发腰椎间盘突出症。

（5）其他如脊柱突然负重、长期震动、脊柱畸形、腰椎穿刺不当，以及遗传因素等，都是常见的诱发因素。

◎腰椎间盘突出与膨出之别

临床上不少腰痛朋友拿到 CT 报告单常常犯迷惑：一个写的是腰椎间盘突出，另一个写的却是腰椎间盘膨出，这两者有区别吗？

这是困扰很多患者的问题，事实上，腰椎间盘膨出不等于突出。

膨出是腰椎间盘一定程度的变性，髓核及纤维环的张力、弹性形态结构仍正常，纤维环未完全破裂，影像学提示髓核向前方或后、外侧方均匀膨起，可无临床症状，保守治疗效果好，可治愈，不需要手术处理。而突出是指纤维环完全破裂，其内的髓核通过破裂口突出，进而压迫神经根、马尾神经，可导致不同程度的临床症状，治疗见效慢，效果也没有腰椎间盘膨出明显，若保守治疗无效，必要时需要手术治疗，将突出的髓核摘除。简单一句话，腰椎间盘突出比腰椎间盘膨出的病情要重，CT 检查发现腰椎间盘膨出的人，常常可以没有临床症状。

◎腰椎间盘突出症的分型

腰椎间盘突出症临床分型的意义，是为了更明确病因，了解病变特性，制订更有针对性的治疗方案。腰椎间盘突出症可

113

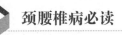

有很多种分型，根据不同的分型方法，大致可分为以下几种。

1. 根据突出的方向和部位分类

髓核可从椎间盘的各个方向突出，包括前方突出、侧方突出、四周突出和椎体内突出（Schmorl 结节），其中以后方突出为多见。

2. 根据临床表现分类

可分为典型和非典型椎间盘突出。典型者，发病时间短，多处于急性期，临床表现较严重；非典型者，病程往往较长，临床表现时轻时重，行非手术疗法或休息后，症状可缓解。

3. 根据突出物的可还纳与否分类

可分为可逆性椎间盘突出和不可逆性椎间盘突出。可逆性椎间盘突出物，可自行还纳或经非手术疗法还纳后，症状即可缓解或治愈；不可逆性椎间盘突出，如突出型和游离型突出物纤维化及钙化，突出物不能还纳，非手术疗法往往无效。

◎腰椎间盘突出症的症状

腰椎间盘突出症是指由于腰椎间盘变性、损伤、纤维环破裂、髓核突出，刺激、压迫神经根或马尾神经，引起相应症状和体征的一种疾病，其常见的症状有：

1. 腰腿痛

腰腿痛是腰椎间盘突出症的最常见症状，也是最早出现的症状。大多数患者先出现腰痛，一段时间后即出现腿痛，有的患者腰痛和腿痛同时发生，少数患者只有腿痛而无腰痛。腰腿痛与体位有一定关系，为减轻疼痛，患者常采取侧卧位，并屈髋屈膝。

2. 马尾神经受损症状

中央型椎间盘突出或大块纤维环髓核组织脱入椎管内时，可出现马尾神经受损症状，表现为会阴部麻木、刺痛，大小便功能和性功能障碍，以及双下肢根性痛。严重者可出现大小便失禁及双下肢瘫痪。

3. 间歇性跛行

当患者行走时，随着步行距离增加而出现腰痛不适，患肢疼痛麻木加重，当取蹲位或卧床后，症状逐渐消失。

4. 肌肉麻痹

腰椎间盘突出症严重压迫神经根时，可引起神经根受损，出现肌肉麻痹。

5. 肢体麻木

部分腰椎间盘突出症患者，不出现下肢疼痛而存在下肢麻木感。

6. 患肢发凉

有少数腰椎间盘突出症患者，自觉肢体发凉，尤以足趾远端为重。

我们了解了腰椎间盘突出症的常见症状，当出现相同或相似症状时，就要考虑是否患了腰椎间盘突出症，需进行制动，必要时及时去医院进一步确诊。

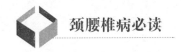

◎腰椎间盘突出症的体征

腰椎间盘变性、损伤、纤维环破裂、髓核突出，刺激、压迫神经根或马尾神经，就会出现一系列的相应体征，常见有：

1. 步态变化

急性期或神经根明显受压者，可出现跛行，严重者扶拐行走。患者行走时显得躯干僵硬，向前或向后一侧倾斜，不能正常迈步和负重。

2. 脊柱畸形

腰椎间盘突出压迫神经根，可引起腰部外观上的畸形。可见腰椎生理曲线减小或消失，严重者可出现后突畸形，半数以上患者存在脊柱侧弯畸形。

3. 压痛点

腰椎间盘突出症的压痛点，多在受累椎间隙的棘突旁，并向患侧小腿或足部放射。

4. 腰部活动度改变

腰部各方向的活动度，均受到不同程度的影响。急性发作期，腰部活动可完全受限，一般以腰椎前屈、侧屈和旋转活动受限为主。

5. 感觉障碍

受累神经根分布区出现感觉亢进、减退或消失。腰 3～4 椎间盘突出者，大腿和小腿内侧感觉障碍；腰 4～5 椎间盘突出者，小腿前外侧、足背和踇趾感觉减退；腰 5～骶 1 椎间盘突出者，小腿后外侧、外踝、足背外侧及足小趾感觉减退。

6. 运动障碍

受损神经根所支配的肌肉，可出现肌力减弱及肌肉萎缩，有的甚至完全瘫痪。

7. 腱反射改变

腰 4 神经根受累，则膝反射减弱或消失；骶 1 神经根受累，则跟腱反射减弱或消失。

◎不可或缺的 X 线片诊断

临床有的腰痛患者到医院就诊，往往建议医生直接给他开 CT 和 MRI，医生则建议先拍 X 线平片，这是对的。腰椎间盘疾患的影像学检查主要包括 X 线平片、脊髓造影、CT 和 MRI。在腰椎 X 线平片上，有的腰椎间盘突出症患者无异常改变，有的可存在一些非特异性变化。因此，不能将腰椎 X 线平片，作为确诊腰椎间盘突出症的依据，但对于排除一些其他脊柱疾患，如结核、肿瘤、脊柱滑脱等却很有帮助。腰椎间盘突出症的主要 X 线检查有：

1. 腰椎前后位片

重度单侧椎间盘突出者，几乎都存在脊柱侧弯。早期椎间隙多无改变，如病程较长，可见椎间隙变窄，突出部位上下两个椎体边缘骨质增生。

2. 腰椎侧位片

大多数患者腰椎的生理前凸减小或消失，急性发作时尤为明显。此为一种保护性反应，可减轻突出物对神经根和硬膜的压迫。不少病例可见椎间盘改变，如正常椎间隙为前宽后窄，而早期患者的椎间隙可显示前窄后宽；病程较长者，则椎间隙变窄，椎体边缘骨质增生。有的病例可见休莫结节形成、椎间盘钙化以及突出物钙化或骨化。

◎ 腰椎间盘突出的好发部位

腰椎间盘突出症多见于青壮年，其中80%为20～40岁，男性与女性之比为（7～12）：1，这与男性劳动强度大，外伤机会多有关。虽然腰椎各节段均可发生，但由于腰骶部活动度大，处于活动的脊柱与固定的骨盆交界处，承受的应力最大，椎间盘最易发生退变和损伤，故腰4～5和腰5～骶1椎间盘发生率最高，可占90%以上。

由于基因与生活、工作方式等因素的不同，中国人与外国人腰椎间盘突出的多发间隙有差异。国外报道以腰5～骶1椎间盘突出最多见，而国内则以腰4～5椎间盘突出最多见。高位腰椎间盘突出仅占3%～5%，两处同时突出者占5%～10%，三处以上同时突出者更少见。

◎ 腰椎间盘突出症手术与非手术的选择

腰椎间盘突出症是骨科常见病、多发病，严重影响人们的生活质量，其临床表现轻重不一，治疗方法也呈多样化，究竟采用手术治疗还是非手术治疗，颇有争议。总体而言，治疗方法取决于病情轻重、病程及患者体质等因素，要进行综合评估。

1. 非手术治疗适应证

（1）年轻、初次发作或病程短者。

（2）休息后症状可自行缓解者。

（3）X线检查无椎管狭窄者。

非手术治疗的方法主要有：绝对卧床休息、持续牵引、理疗和推拿、皮质类固醇硬膜外注射、髓核化学溶解、中药内服外敷、针灸等。

2. 手术治疗适应证

（1）腰椎间盘突出症病史超过半年，经规范保守治疗无效。

（2）首次剧烈发作的腰椎间盘突出，下肢剧痛明显，患者因疼痛难以行动及入眠，被迫处于屈髋屈膝侧卧位，甚至跪位。

（3）出现单根神经根麻痹或马尾麻痹，表现为肌肉瘫痪或者出现直肠、膀胱症状。

（4）中年患者，病史较长，影响工作或生活者。

（5）病史虽不典型，经脊髓造影、硬膜外造影、椎静脉造影、CT或MRI检查示，椎间盘退变或突出较大者。

（6）保守治疗有效，但症状反复发作，且疼痛加剧者。

（7）椎间盘突出，并有其他原因导致的腰椎椎管狭窄者。

在临床上，是手术治疗还是非手术治疗，患者本人的因素

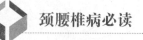

很重要。比如，患者有手术治疗的指征，但伴有其他疾病，不能承受手术，则只能选择保守治疗；或者患者虽适宜保守治疗，但本人因各种原因，如没有较长时间接受保守治疗，坚决要求手术者，也可考虑手术。

◎腰椎间盘突出症的常见手术方式

1934 年美国哈佛大学医学院的 Mixter 和 Barr，首次用手术治愈腰椎间盘突出症，迄今，腰椎间盘突出症的手术治疗史已达 80 多年。目前，临床上常用的治疗腰椎间盘突出症的手术方式，大致有以下几种。

1. 直视下后路腰椎间盘突出摘除术

传统后路腰椎间盘摘除术仍是目前常用、疗效可靠的手术方法，尤其是基层医院比较常用的治疗手段。后路腰椎间盘突出摘除术是治疗腰椎间盘突出症的经典手术方式，根据咬除椎板的多少，手术方式包括全椎板切除——腰椎间盘突出摘除术；半椎板切除——腰椎间盘突出摘除术；椎板间开窗——腰椎间盘突出摘除术三种方式。

2. 直视下前路腰椎间盘突出摘除术

直视下前路腰椎间盘突出摘除术，由 Halt 于 1950 年首先提出，手术成功率为 82% ～ 95%，但其对术者的操作要求较高。

3. 显微镜下腰椎间盘摘除术

显微镜下腰椎间盘微创手术，是指与传统切口手术相比，创伤较小的技术和方法。其借助一定的特殊手术器械进行治疗，其优点为：切口小，术野清楚，住院时间短，术后恢复快。但是由于暴露范围小，易遗漏极外侧椎间盘突出。

4. 化学溶核术

1964 年，Smith 首先提出，经皮后外侧椎间盘注入木瓜凝乳蛋白酶的化学溶核术，治疗腰椎间盘突出症，开创了脊柱微创手术的先河。目前，国内外采用较多的溶栓剂为胶原酶，它能溶解髓核和纤维环中的胶原蛋白，而不损伤邻近结构中的酶，且过敏反应较低。

除了以上几种较为传统和常用的手术方法，目前临床上新开展的手术方式还有关节镜下椎间盘切除术、经皮激光椎间盘减压术、经皮内镜下椎间盘切除术、人工腰椎间盘置换术，等等。

◎腰椎间盘突出症手术的常见并发症

腰椎间盘手术看似简单，但如不注意手术技巧，也可以发生一些严重的手术并发症，给患者带来不必要的痛苦。腰椎间盘突出症手术的常见并发症如下。

1. 术中出血

术者在剥离骶棘肌时可引起出血；如腹压过高，可引起椎管内静脉丛出血；术中未按常规要求，盲目操作，可损伤直肠、输尿管等脏器。

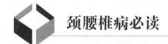

2. 损伤硬膜囊

个别患者腰 5 ~ 骶 1 椎间隙较宽大，使用咬骨钳，可能损伤硬膜。

3. 做错椎间隙

由于术者经验不足或患者椎体变异，有可能做错椎间隙。

4. 术后腰腿痛

由于术中椎间盘组织切除不干净，中老年患者同时合并椎管退行性狭窄，中青年椎管发育性狭窄或同时合并腰椎不稳者，术后可能出现腰腿痛。

5. 术后椎间隙感染

术中无菌操作不规范，术后可引起椎间隙感染。

6. 马尾神经损伤

手术操作粗暴过牵，高位椎间盘以手指探查，麻醉、化学溶核术后可能出现马尾神经损伤。

腰椎间盘手术看似简单，却需要不断实践和积累，它是一种技术，同时也是一门艺术，做好它就可以最大限度地降低手术并发症。

◎ 推拿治疗腰椎间盘突出症的机理

腰椎间盘突出症是常见的脊柱疾病，是腰腿痛常见的重要原因，大多数的腰椎间盘突出症可通过保守治疗得到缓解，推拿疗法是非手术治疗的主要手段，其主要通过以下作用治疗腰突症。

（1）恢复脊柱力学平衡。

（2）减轻椎管内压力，有时可使突出物部分回纳。

（3）改变神经根与椎间盘的位置关系，解除椎间盘对神经根的压迫。

（4）调节中枢神经递质和体液，提高痛阈。

（5）松解神经根的粘连，缓解炎性刺激。

◎治疗腰椎间盘突出症的常用推拿手法

推拿治疗是保守治疗腰椎间盘突出症的常用方法，因其疗效明显，受到广大患者的认可，常用推拿手法如下。

1. 揉按法

患者仰卧位，术者以手掌或大鱼肌，在患者背部沿脊柱两侧自上而下进行按揉，下至臀部和下肢部，反复3~5遍，配合腰部后伸被动运动，按摩5~8分钟。

2. 点按法

患者俯卧位，术者用双手大拇指，点按压痛点及肾俞、关元俞、腰阳关、环跳、承扶等穴，力量由轻到重，以患者感到舒服为目的，点按5分钟。

3. 后伸压腰法

患者俯卧位，术者用一手掌紧压患者腰部病变部位，另一手前臂托住患者双下肢膝关节上部，双手协同用力，将双下肢向后上方抬起，使腰部过伸，反复3~5次，用力由轻到重。

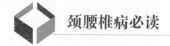

4. 拔伸按压法

患者俯卧位，双手握抓床头，一助手双手分别握住患者踝关节，缓缓用力拔伸牵引腰部，同时，术者用拇指顶推或叠掌按压患者腰部 5~8 次，配合患者的呼吸进行按压。

5. 腰部斜扳法

患者侧卧位，患侧在上，健侧在下，患侧下肢屈膝屈髋，健侧下肢伸直，术者面对患者而立，一手掌按于其肩前部，另一手掌抵住其臀部，双手协同用力，做相反方向的缓缓推动，使其腰部被动扭转，当旋转到最大限度时，再做一个稍增大幅度的、有控制的突发性拨动，此时一般可听到一清脆的弹响声，左右各 1 次。

6. 屈腰法

患者仰卧位，双侧髋、膝关节极度屈曲，术者一手臂放于两膝关节前部用力向下压，使膝关节紧贴胸壁，另一手托住尾骶部，迫使腰骶做极度屈曲，连续操作 10 次左右。

7. 直腿抬高法

患者仰卧位，术者一手托其患肢足跟部，另一手按住膝部使膝关节伸直，然后双手协同做直腿抬高动作，抬高高度要以患者能承受的最大范围为止，抬举 10 次左右。

8. 理筋法

患者俯卧位，术者用轻柔和缓的搓、揉、推等手法，施术于腰、臀及患侧坐骨神经分布区，操作 3 分钟左右。

上述方法，并不难学，也较安全，在家里也可自己做。

生活中的应对方法

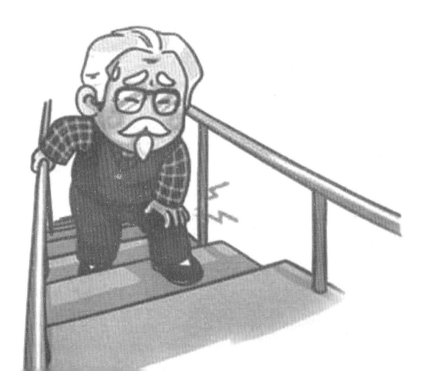

◎骨关节患者的日常生活调整

骨关节病是慢性病，除药物治疗外，日常生活的调理也十分重要，不但可以提高疗效，还能推迟发病时间，减缓发病次数。我们的建议是：

1. 劳逸结合

避免久站、久坐，不要让关节长时间处于某个固定体位。

2. 注意保暖

尤其是双脚和双膝关节，这些地方脂肪少，保暖能力差，而且老年人身体虚弱，耐寒能力差，在冬季的时候应当穿上棉质的护膝或护腿，避免关节受凉。不要居住在阴暗潮湿的地方，室内应当保持干燥、温暖，床不要放在通风口处。坚持洗热水澡，尽量少接触凉水。

3. 控制体重

对于肥胖患者，应当积极减肥，将体重控制在适度范围，因为体重过重会增加对膝、髋、脊柱诸关节的压力，加重软骨等损伤。

4. 适当参加体育锻炼

在病情、体力允许的范围内进行正确的体育锻炼，可以改

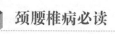

善神经、肌肉与骨关节的新陈代谢，延缓其衰老的速度，而且可以防止关节附近的肌肉萎缩。如有膝骨关节病的患者最好的锻炼就是直腿抬高、散步和游泳；也可平躺"蹬三轮"，每天躺床上模仿蹬三轮的动作，这样既可以使踝关节和肩关节都得到锻炼，又不会加重受损关节的负担。

5. 饮食调理

保持均衡合理的饮食。

6. 精神调理

正确认识骨关节病的病因、治疗方法及预后，不轻视也不盲目担心，保持乐观的心态，认真积极地配合治疗。

◎不可忽视的饮食调理

造成骨关病的原因很多，其与创伤、年龄、工作及饮食等因素密切相关，保持均衡合理的饮食，对骨关节病的防治有着不可替代的作用。

我们要遵循"食物金字塔结构"的原则来进行增减。所谓"食物金字塔结构"，是根据人体的需要，按各种食物所含的主要成分，将食物分成层次。排在底层的是最基本的食物，比例最大，逐层递减，塔尖最少，形成一个金字塔结构。"金字塔"共分四层：底层是五谷和淀粉质食物；第二层为蔬菜和水果；第三层是鱼、肉、家禽、蛋类、果仁、干豆及其制品，以及奶类食物；最高层即塔尖，包括糖、植物油和动物脂肪。"食物金字塔结构"可帮助我们选择低脂肪、低糖、低钠却又营养丰富的食物，故被人们誉为"健康秘诀"。骨关节患者饮食调理的基本方法如下。

1. 均衡、合理、营养三原则

多吃富含硫、组氨酸和维生素的食物，如大蒜、洋葱、紫甘蓝及卷心菜等。骨骼、软骨和结缔组织的修补与重建都要以硫为原料，同时硫也有助于钙的吸收。多吃含组氨酸的食物，如稻米、小麦和黑麦等。组氨酸有利于清除机体过剩的金属。保证每天都吃一些富含维生素的食物，如亚麻子、稻米麸、燕麦麸等。多食用富含胡萝卜素、黄酮类、维生素 C 和 E 的食物。此外，要提高机体的抗氧化能力，蔬菜中藕的抗氧化能力最强，其次是姜、油菜、豇豆、芋头、大蒜、菠菜、豆角、西兰花等；水果的抗氧化能力以山楂最高，还有番石榴、猕猴桃、桑葚、草莓、芦柑、橙子、柠檬等，这些水果的抗氧化能力比上述蔬菜还要高。经常吃新鲜的菠萝，可减少患部的感染。

有饮酒习惯者，一定要保持适量，不可多喝。禁服铁或含铁的复合维生素，因为铁与疼痛、肿胀和关节损伤有关。茄属蔬菜含铁丰富，如西红柿、土豆、茄子、辣椒等。应戒烟，烟草中的生物碱能使关节炎症状加重。

2. 补钙很重要

进食高钙食品，以确保老年人骨质代谢的正常需要。老年人钙的摄取量应较一般成年人增加 50% 左右，即每日成分钙不少于 1200mg，宜多食牛奶、蛋类、豆制品、蔬菜和水果，必要时要补充钙剂。补钙的同时，要注意同时补充维生素 D，以促进钙的吸收，也可以多晒太阳，促进机体自身维生素 D 的合成。少吃高盐的食物，因为偏咸的食物钠含量过高，容易

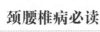

与钙结合排出体外，导致钙的流失。而含草酸高的食物也要尽量少吃，比如菠菜、番茄、红薯、芹菜等，草酸能与钙结合形成草酸钙，减少钙的吸收。饭后半小时再吃水果最好，如果马上就吃同样不利于钙的吸收。除钙以外，磷、锌、铁、骨胶原蛋白、氨基酸等都是不可或缺的营养物质，它们各自在骨骼内，起着其他成分不可替代的重要作用。所以在补钙的同时，也不要忽略了其他物质的补充。

3. 补充胶原蛋白抗衰老

胶原蛋白是人体延缓衰老的重要营养物质，占人体总蛋白质的30%以上。一个成年人的身体内约有3kg胶原蛋白，它广泛地存在于人体的皮肤、骨骼、肌肉、软骨、关节、头发组织中，起着支撑、修复、保护三重作用。胶原蛋白的流失，是导致骨关节炎的重要原因之一。胶原蛋白是关节软骨的重要组成部分，关节软骨有缓冲、减少关节磨损，润滑关节等重要作用，胶原蛋白的含量直接关系到骨关节病的发病率，适当补充胶原蛋白很必要。建议服用鱼胶原蛋白，它不含脂肪，不会引起身体发胖。哺乳动物所含的胶原蛋白大部分集中在真皮、血管、筋腱、软骨等结缔组织中；鱼类含有的胶原蛋白主要集中在鳞片、鱼皮、鱼头、腹肌、鱼鳔中。但是要知道，植物不含胶原蛋白，所以又要补充胶原蛋白又要素食，是不可能的。

4. 未雨绸缪防肥胖

肥胖会诱发膝骨关节炎的早发及加重，肥胖女性发生膝骨关节炎的发生率，是正常体重女性的4倍。肥胖是影响骨关节炎预后的唯一预期因素，维持合理体重，对骨关节病的预防及治疗，能起到关键性作用。因此，要尽量避免长期的高脂肪饮食，适量素食、适当体育锻炼很重要。

暂时的饮食调节，看不见明显的效果，但只要持之以恒，必有意想不到的收获。

◎治疗靠医生，康复在自己——医患合作的神奇力量

骨关节病的治疗是一个长期过程，很多时候，治疗效果往往不能立竿见影，要假以时日才能慢慢显现出来。因此，特别需要医患双方相互信任，富有耐心，良好配合，积极互动，才能达到满意效果。如果彼此不能达成默契，患者见短时间无效，不断更换医生，而不同的医生又给出不一样的治疗建议，结果患者无所适从，其效果也是可想而知，甚至会延误最佳治疗时间。

医患合作有两个目标：一是提高疗效，二是满足患者需求。提高疗效与满足患者需求，有时并不是同一件事。如果在医生看来，甲治疗方案效果优于乙治疗方案，但患者本人却愿意选择乙方案，在劝说无果的情况下，还是应选择乙方案。

以前，在医患关系中常常把医生放在主要位置，患者则放在从属位置，这是不正确的。满足患者的健康需求，是医疗行为的根本目的，所以患者在医疗行为中起着主导作用。首先，医务工作者一定要了解患者究竟对自己的疾病有什么看法，希望得到什么样的治疗效果，然后设计治疗方案；其次，医务工作者在提出医疗方面的建议时，一定要以患者的需求为核心，

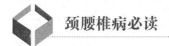

并且切实考虑患者的疾病对其社会关系的影响，给出一个能够使其更好回归社会的建议；最后，医务工作者在治疗过程中，一定要本着一切为患者着想的原则，切实为患者排忧解难，了解患者的实际困难，设计最优的解决方案。

正是由于患者在医疗行为中的主导作用，应该把"让患者配合医生"的陈旧观念，转变成为"让医生配合患者"的理念。只有使医生认真了解患者的需求，体会患者的困难，才能配合患者达到一个令人满意的治疗效果。

同时，另一方面，患者要积极主动地向医生表明自己的愿望和需求，使医生能够有的放矢地设计出针对性明确，并使自己满意的治疗方案。患者一定要尊重医生的决定，相信其为自己设计的治疗计划，并且主动执行这个计划，有问题及时沟通。

现在的新医学模式是生物－心理－社会模式，医务工作者不能单纯地把患者看成生物学意义上的患者，不但要解除患者生理上的痛苦，还要帮助其解决心理上的苦恼，并且帮助患者重新回归到社会中。只有通过医患合作，才能有一个和谐的医疗环境，医生才能安心工作，患者才能安心养病，这样医患双方才能战胜疾病。

◎ 功夫在诗外——解除抑郁的意义

抑郁症是一种常见的心理障碍，可由各种原因引起，以显著而持久的心境低落为主要临床特征，且心境低落程度与其处境不相称，严重者可出现自杀念头和行为。多数病例有反复发作的倾向，每次发作大多数可以缓解，部分可有残留症状或转为慢性。迄今为止，抑郁症的病因与发病机制还不明确，也无明显的体征和实验室指标异常，概括地说，它是生物、心理、社会（文化）因素相互作用的结果。

抑郁症的典型临床表现，包括三个维度活动的降低：情绪低落、思维迟缓、意志活动减退。另外，也有一些患者，会以躯体症状的表现为主。

抑郁症患者承受着极大的精神甚至躯体的痛苦，其生活质量、家庭或者职业生涯都会受到大影响。并且抑郁症的自杀风险很高，一旦患者疑似有抑郁症，需引起患者及家人的重视，要及时去精神卫生机构进行专业诊断和治疗。需要特别指出的是，抑郁症一经确诊最好接受及时、充分彻底的治疗（即急性期治疗获得临床痊愈，并有充分的巩固治疗和维持治疗），否则会导致疾病的慢性化、难治化。与很多内外科疾病不同的是，由于目前抑郁症病因未明，因此临床上至今还没有一种或者一系列的检查或者化验可以进行诊断，一些症状评估的量表有助于医生对抑郁症的严重程度进行量化，但并不能作为诊断的依据，因此还是以临床诊断为主。

如今，人们的生活压力和工作压力都在增加，抑郁症患者也在呈现一个上升的趋势。在骨关节病患者中，也存在一些抑郁症患者，这些人多因骨关节病的反复发作而心中抑郁。反过来，得了抑郁症，不配合治疗，食不甘，夜不寐，对骨关节病的恢复又会有巨大影响。对于这些患者，治疗抑郁症比治疗骨关节病更重要。只有有效解除抑郁，使其拥有健康心理，才能

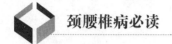

有效抗压，积极配合治疗，获得满意疗效。对于久治不愈的骨关节病患者，更应警惕抑郁症的发生。

◎ 从现在做起——积极改变生活方式

很多疾病的发生、发展，都与患者本身的生活方式有着紧密的联系。疾病的治疗，想要取得良好的效果，都是药物治疗和改变生活方式有机结合的统一。目前，尚无特效药来根除骨关节病，药物的治疗也只能缓解和暂时消除疼痛，因此从改变生活方式入手，正确解决吃饭、休息、运动等问题，至关重要。

1. 注意饮食

由于骨关节炎与肥胖、缺钙、维生素 A 和 D 缺乏有关，因此在饮食上要注意以下几点：

（1）进食高钙食品，以确保老年人骨质代谢的正常需要。老年人钙的摄取量应较一般成年人增加 50% 左右，即每日成分钙不少于 1200mg，故宜多食牛奶、蛋类、豆制品、蔬菜和水果，必要时要补充钙剂。

（2）蛋白质的摄入要有限度，食物中过度的蛋白质会促进钙从体内排出。

（3）增加多种维生素的摄入，如维生素 A、B_1、B_6、B_{12}、C 和 D 等。

2. 适量运动

预防骨关节炎最重要的一点，就是减少关节软骨的磨损，减轻负重。我们要避免运动量过大，选择合适的运动方式。有人得了骨质增生以后，以为通过大运动量就能把骨刺"磨"掉，因而拼命活动，这种想当然的做法，不但不会"磨"掉骨刺，反而会加重病情。另一方面，人又不能不活动，不活动又会使骨关节功能萎缩，造成更严重的后果，正如机器、汽车一样，长期不用，同样会生锈报废。我们应该进行一些有利于骨关节的轻缓运动，比如散步、抬腿、游泳、打太极拳等，而爬山、爬楼梯、连续蹲下站起、持重跑步等，虽可能对身体其他脏器有益，但对骨关节却有害，应尽量避免。

3. 爱护关节

除正规治疗以外，热毛巾、暖水袋或是洗个热水澡，都可使关节保持一定的热度和湿度，有助减轻疼痛和僵硬。泡在热水池里或者用旋流温水浴疗法，也能缓解关节的疼痛、僵硬，有的患者还可用冰袋来缓解疼痛或使疼痛部位麻木（让医生或理疗师来为您检查，看冷敷和热敷哪个对您更合适）。患有膝骨关节炎的朋友，还可以在鞋里垫一个鞋垫或穿厚底、有减震功能的鞋，重新分配或减少关节压力，从而减轻症状。

◎骨关节病的中药外洗疗法

中药外洗治疗骨关节病，是临床常用的行之有效的方法，它是利用药物加热后的热能及药物本身的作用，使药物的有效成分渗透到关节组织内，加速局部血液和淋巴液的循环，减轻局部瘀滞，促进关节积液吸收，缓解关节疼痛和肿胀，从而达

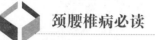

到改善关节功能的作用。其优点一是使药力直接作用于患处，使用方便，疗效确凿；二是无药石之苦，避免了药物内服产生的各种不良反应，对有胃病的人更加适宜。

常用的中药有活血止痛、祛风通络、养血舒筋药，常用外洗方有：

（1）金银花、制川乌、制草乌、透骨草、老鹳草、伸筋草、青风藤、木瓜、红花、牛膝、当归、川芎、鸡血藤各15g，煎液，待药液温度降至不烫时，将双腿置于药液中泡洗，每日1帖，每帖煎2～3次。

（2）桂枝、麻黄、制川乌、制草乌、威灵仙、秦艽、海桐皮、独活各9g，制延胡索、茯苓、当归各15g，细辛3g，伸筋草、忍冬藤各30g。水煎，用湿毛巾浸汁湿敷膝关节，同时进行关节伸屈锻炼。每次30分钟，每日3次，7天为1个疗程，治疗2～4个疗程。

（3）川牛膝、制川草乌、宽筋藤、伸筋草、威灵仙、海桐皮、透骨草、细辛。煎后去渣取汁，加入烈性白酒，用毛巾蘸药液敷于患膝。

（4）桑枝、桂枝、伸筋草、透骨草、防风、秦艽、威灵仙、红花、花椒、艾叶、海桐皮各15g，怀牛膝、羌活、独活、木瓜各30g，乳香、没药各20g。上药煎汤外洗，水煎后加陈醋100mL，熏洗患膝，约30分钟，每日1剂，10天为1个疗程。

在骨关节病的常用外治法中，还有中药熏蒸、中药离子导入、中药敷贴等多种外治方法，其优势都是通过中医的辨证论治，达到因证施治的目的。

◎保护关节的重点

关节是骨头与骨头之间连接的部位，犹如皱纹和白发一样，也是反映人体衰老的主要部位之一。关节若是衰老明显，人们就会出现慢性疼痛等症状，严重者还可发生骨关节磨损。那么，怎样来保护人体的关节呢？

1. 适度休息

试着减轻心理负担，不要急躁，使关节能得到适度的放松，如不急行、不过度负重、不持续负重等。

2. 适当养护

包括适当、持久的功能锻炼，如步行、游泳（水中的浮力可以减轻关节的压力）等，可强化肌肉，促进血液循环，起到保护关节的作用，但应避免过度剧烈的运动，以防止因运动加重关节的负担。

3. 关节保暖

在冬季，关节要重点保暖。因为关节是血管分布较少的区域，比较容易受到温度的影响，所以平日里应注重肢体的保暖，可使用护具保暖。

4. 营养关节

可补充抗氧化剂来消除体内的自由基，鱼油可减轻炎症，钙质、胶原蛋白、葡萄糖胺及软骨素可刺激软骨组织的新生与代谢。膳食必须适当搭配多种食物，以满足人体对各种营养素的需要，在寒冷季节可适量多吃一些含蛋白质多、热量较高的

生活中的应对方法

137

食物。中老年人在膳食中注意多食含钙食物，如牛奶、豆制品、虾皮、海带、核桃、土豆等，可增加钙质摄入。少吃辛辣刺激性食物，以及生冷、油腻之物，多吃蔬菜、水果。而茄子、烟草、青椒和蔬菜油（如人造奶油）等，这些是可能导致关节疼痛的食物，应尽量避免。

5. 维持理想体重

很明显，体重过重，会使关节负荷增加。

6. 养成良好习惯

女孩子不要长时间穿高跟鞋，最好穿松软、鞋底有弹性的鞋，如坡跟的休闲鞋，这样可以减轻重力对关节的冲击，减轻关节的磨损。在上下班途中，或者在办公室，可以换成平底鞋。老年人不宜提重物、爬高、下蹲、过度剧烈活动等，以免造成关节损伤。

7. 及时就诊

当出现反复关节疼痛、酸胀，下楼腿疼加重，或天气变化时关节不舒服等症状，应引起高度重视，这些都是关节病初期的信号。当存在关节病的典型症状，如关节疼痛、肿胀和运动功能减退时，应及时到正规医院检查、诊断。早期的关节病经过对症治疗、保护和锻炼，能够缓解症状、改善功能、延缓病程及矫正畸形，提高生活质量。

◎ 睡眠很重要

睡眠是高等脊椎动物周期性出现的一种自发的和可逆的静

息状态，表现为机体对外界刺激的反应性降低和意识的暂时中断。人的一生，大约有1/3的时间是在睡眠中度过的。当人们处于睡眠状态时，可以使人们的大脑和身体得到休息、休整和恢复，有助于人们日常的工作和学习。科学的提高睡眠质量，是人们正常工作、学习、生活的保障。

睡眠对于大脑健康极为重要。未成年人一般需要8个小时以上的睡眠时间，并且必须保证高质量。如果睡眠的时间不足或质量不高，会危害生命，或对大脑产生不良影响，大脑疲劳难以恢复，严重者可能影响大脑的功能。青少年如果睡眠不足或睡眠质量差，就应适当增加睡眠的时间，比如夏天午睡片刻，并且要设法改善睡眠状况等。睡眠有哪些生理意义呢？

1. 睡眠能促进人体生长、发育

科学研究证明，促使人体生长发育的生长素，只有在睡眠时才大量分泌。所以，儿童的生长速度在睡时要比醒时快3倍，俗话说"能睡的孩子长得快"，就是这个道理。故要使儿童身高增长，就应当保证足够的、高质量的睡眠。过去认为老人瞌睡少，这是误解，最能睡的老人才有希望登上寿山。因为老人的生理功能减退，易疲劳，更应多睡。

2. 睡眠能保护大脑，使精力充沛

睡眠对人的神经系统来说，是一种不可缺少的保护性措施。睡眠和清醒交替进行，是正常生理过程的必要转换，没有这种交替转换，人就会发生疾病。如上所述，睡眠时人体处于相对静止状态，人体大多数功能降低，合成代谢大于分解代谢，有利于营养供给，弥补损耗，储存能量，解除疲劳。大脑的皮质细胞具有高度的反应性和复杂的功能活动，它需要丰富

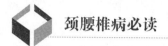

的营养，但本身又缺乏储备营养物质的能力，所以特别脆弱。而睡眠能保护大脑皮质的神经细胞，维护皮质这种高度分化的组织功能，有利于防止其遭受严重的损伤。神经支配着肌肉的运动，其释放的因子可以营养和修复损伤的肌肉，而关节修复的某些过程也需要通过神经系统的反馈才能达到。

3. 睡眠能消除疲劳，恢复体力

"积劳成疾"不只是一句成语，而是反映了生活经验和医学事实。疲劳通常与各种劳动（体力、脑力）的强度、速度及持续的时间有关，速度越快、强度越大，疲劳出现越早、持续时间越长。疲劳是机体生理功能将接近最高限度的信号，这时非常需要适当休息，而最好的休息方式就是睡眠。因为睡眠时，人体一方面把体内蓄积的代谢废物和二氧化碳、尿素等继续分解排泄出去，另一方面又使自身获得充分的休息。

睡眠可以使骨关节病的很多修复因子合成，使关节得到很好的休息，关节中代谢的废物可在睡眠中排出去，有利于关节的修复。由此，我们可以知道睡眠对骨关节病的恢复，起着不可替代的作用。

◎治养并重——锻炼的作用与注意点

在这个生活节奏日益加快的社会，人们的工作压力不断增加，身心健康也面临极大威胁，经常参加体育锻炼，不仅可以缓解紧张情绪，还有助于身体健康，防治骨关节病。参加有规律的体育锻炼，能起到以下作用。

（1）锻炼可促进骨与肌肉的功能：经常进行体育锻炼，人体新陈代谢旺盛，肌肉中的毛细血管开放数量增多，血流量增大，使机体内血液供应良好，蛋白质等营养物质的吸收与贮存能力增强。肌纤维增粗，肌肉体积增大，肌肉也就变得粗壮、结实、发达有力，人体关节的稳定性也随之提高，可以降低关节炎的发生率。

（2）锻炼可促进血液循环：通过体育锻炼，能增强心血管功能，提高血液循环质量，对延缓骨关节衰老有积极作用。

（3）锻炼可提高人的耐受力：经常进行体育锻炼的人，大脑皮质神经细胞的兴奋性、灵活性和耐久力都会得到提高，能承受自然环境中寒冷和炎热等不良刺激，提高对环境变化的适应能力和对疾病的抵抗能力。

然而，在参加体育锻炼的同时，也应该注意几点：

（1）做好锻炼前的热身运动：热身运动可以让肌肉、关节以及整个身体，都处于一个积极的状态，可以让我们的身体在激烈运动中受到充分保护，避免出现各种意外伤害。比如，活动手腕、脚腕，可以预防腕关节、踝关节扭伤。如果不做热身活动，身体一下子处于激烈运动状态，很可能让身体不适应，这样一来，身体得不到很好的锻炼，反而容易受到伤害。

（2）骨关节炎患者锻炼时，要掌握好运动方式和运动量。需要注意避免长时间跑、跳、蹲，减少或避免爬楼梯，运动量以不引起关节疼痛为度。多选择可以增加关节灵活性、伸展度，以及加强肌肉力度的运动项目，如游泳、散步、骑自行车、双脚滚筒、直腿抬高等长锻炼等。

（3）肥胖的骨性关节炎患者，其锻炼目的之一是减轻体重，减少关节负荷。

（4）下肢关节有病变时，较长时间行走锻炼时建议使用拐杖，以减轻关节负担。平时外出、上楼梯时，也应如此，"一根拐杖挽救两条腿"的效果，要引起我们的高度重视。然而从临床实际情况看，即使是80多岁的老人，也不愿用拐杖，自己认为还不老，怕被人笑话，医生更应做好解释工作，建议多使用拐杖。

◎慎防感冒的意义

有时候，患者在感冒发烧后的几天，常出现关节疼痛、行走乏力等骨关节病症状。感冒与骨关节炎有关系吗？

关节炎的发病原因很多，感冒导致的上呼吸道感染，是诱发风湿性关节炎的原因之一。很多人认为，风湿性关节炎是因为膝盖等关节部位保暖措施不到位、受凉引起的，这是一个误解。风湿性关节炎往往是由上呼吸道感染乙型溶血性链球菌所致的全身变态反应性疾病，起病急，且多见于青少年。风湿性关节炎还可侵犯心脏，引起风湿性心脏病，并有发热、皮下结节和皮疹等表现。风湿性关节炎有两个特点：一是关节红、肿、热、痛明显，不能活动，发病部位常常多见于膝、髋、踝等下肢大关节，其次是肩、肘、腕关节，手足的小关节少见；二是疼痛游走不定，一段时间是这个关节发作，一段时间是那个关节不适，但疼痛持续时间不长，几天就可消退。化验检查示：血沉加快，抗"O"滴度升高，类风湿因子阴性。尽管关

142

节炎的发病原因很多，感冒导致上呼吸道感染，从而诱发风湿性关节炎的情况，临床上也很常见，需要引起重视。

同样，很多疾病都可能引起非细菌性骨关节炎性病变。如反应性关节炎就是因呼吸系统、肠道系统或泌尿系统等关节外感染因子而引发的炎症性关节病变。其机理可能是因呼吸道疾病感染物进入血流，刺激骨关节滑膜，引起其充血、渗出，导致骨关节炎。

感冒虽然是小病，但不能掉以轻心，尤其在冬季，气温寒冷，感冒高发。感冒期间若出现骨关节疼痛等不适，应及时就医，不要自行服用止痛药，贻误诊断和治疗。因为单纯的骨关节炎，若不及时医治，可能会发生缺血性骨坏死。同时，应配合卧床休息和制动，直到关节疼痛消失，活动范围恢复正常为止。

◎冷敷与热敷

对于关节炎疼痛的患者来说，简便有效的方法，是用热水或者冰块进行热敷与冷敷。

任何和软组织有关的损伤和疼痛，都会对热敷与冷敷有反应，而且损伤越接近表面，反应就会越明显。当关节内的软组织受损时，身体就会释放出使血管膨胀的化学物质，从而使血液加速流向受损伤的部位。这些化学物质也能通过趋化作用，使额外的白细胞流向这些地方。增加的血流量有多种用途：如红血细胞携带氧气，受伤的组织需要它们来进行自我修复，并

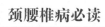

对受伤部位进行自我医治；白细胞帮助抵抗感染，同时也帮助修复受伤组织。热敷和冷敷的作用，就是能影响受伤部位的血液量。

热敷能加快受伤部位血管的扩张和组织的修复，也能加速内啡肽和血清素的释放，从而减轻疼痛，舒缓烦躁的神经。但是加速治愈的化学物质，也可能引发炎症、疼痛和红肿、肿胀。化学物质刺激神经末梢，使得身体有疼痛感。红肿是由于该部位血流量增加；肿胀是因为来自毛细管的液体，渗入受伤组织。

冷敷起到的作用和热敷相反：冷敷能收缩血管，限制流向受伤部位的血流量，有止血的作用；另外，冷敷通过减少流向受伤部位的血流量，也能减轻红肿；促进机体释放的化学物质，也能减轻肿胀和疼痛。

关节炎的患者是采用冷敷还是热敷？何时采用？应该遵循以下基本原则：

（1）在关节发生急性损伤的情况下，或是治疗一些慢性炎症急性发作时，宜采用冷敷；对于慢性病或是长期存在的病症，常常有疼痛或僵硬症状，宜采用热敷治疗。

（2）在一些情况下，有效的治疗是在紧急阶段先冷敷，然后在恢复阶段使用热敷。例如，治疗关节周围韧带的拉伤，或者肌肉的损伤，建议在受伤后的48个小时内，用冷敷来减轻肿胀和疼痛。具体方法：可以把一个冰袋放在受伤部位，每小时放上几分钟。不建议把受伤的部位放在冰水里，因为这样会损害软组织。48小时后，再采用热敷，以促进撕裂伤口的愈合和减轻疼痛。对于关节炎发作造成的关节疼痛，也能从先冷敷后热敷的方法中受益。在关节炎发作的最初几天，采用间歇的冷敷，能减轻疼痛和肿胀。两三天后，使用热敷能减轻关节炎可能并发的关节僵硬。

◎安全用药的重要性

药品是用来预防、诊断和治疗人们的疾病，有目的地调节人的生理功能，并且有严格的功能主治、用药适应证和禁忌证，以及规定的用法和用量的一种特殊商品。用药安全直接关系到人们的健康和生命，因此确保用药安全很重要。

安全用药，就是根据患者个人的基因、病情、体质、家族遗传病史，以及药物的成分等，做全面的检测和评估，准确选择药物，真正做到"对症下药"；同时，用适当的方法、适当的剂量、适当的时间准确用药，注意该药的禁忌证、不良反应、相互作用等。这样，才可以做到安全、合理、有效、经济地用药。

俗话说"是药三分毒"。对于药物本身来说，如果一种药有两种以上作用时，其中一种作用可能就会成为副作用（例如，麻黄碱兼有平喘和兴奋作用，当用于防治支气管哮喘时可引起失眠）。而有些药物对人体的某些组织器官有伤害（例如，关节炎、网球肘、腱鞘炎的患者若是长期大量使用糖皮质激素能使毛细血管变性出血，以致皮肤、黏膜出现瘀点、瘀斑），这些都是药物的不良作用。另外，要是在生产过程中混入杂质或保管不当使药物污染，影响药物的质量以及使用时用

生活中的应对方法

药量过大，均可引起药物的不良反应，甚至中毒死亡。

同种药物不同的给药途径，其安全性也不同。口服用药安全性大于肌注用药，肌注则大于静脉用药。虽然，静脉用药和肌注用药的疗效发挥，比口服用药好，但由于静脉或肌肉组织给药，缺少消化道及防御系统的处理，其引起过敏反应的可能性大大增加，而且输液过程中可能产生的微粒，增加了对机体组织伤害的风险。因此，患者用药的观念一定要改变，能口服就不用肌内注射，能肌内注射就不用静脉输液，力求把药品使用的副作用和风险降至最低。

如果是在医院，医生会直接开好药方，并注明用法用量。但是，有时患者自行到药店买药时，做到安全选择就十分重要了。首先，应当确诊是什么病，然后对症下药，不能只凭自我感觉或某一个症状就随便用药。比如发烧、头痛，是许多疾病共有的症状，不能简单地服一些止痛退烧药就完事；又如腹痛，也是一些疾病的共有症状，如果不分青红皂白地使用止痛药，就会掩盖一些急腹症的症状，贻误病情而造成严重后果。

其次，要了解药物的性质、特点、适应证、不良反应等，以选用疗效好、毒性低的药物。比如，止痛药就有许多种类，对于一般感冒、头痛、关节痛、神经性疼痛，以及妇女的经期腹痛，可选用对乙酰氨基酚（扑热息痛）、芬必得、散利痛、阿司匹林等其中的任何一种；对于胃肠痉挛引起的腹痛，可选用颠茄、阿托品等其中的任何一种。但如果将前一类止痛药用于治疗腹痛，不但无效，反而有害。反之，用后一类药治疗头痛、关节痛、月经期腹痛同样无效。

患者在药店自行购药时，一定要准确阅读药品说明书，了解药品的名称。只要是正规的药品说明书，都具有药品通用名、商品名、英文名、化学名（其中非处方药无化学名）；了解药品被批准的使用期限，即药品在一定贮存条件下，能够保证质量的期限；了解药物的主治、适应证和注意事项，对禁忌症、不良反应、药物相互作用等要重视，若有不明白或费解之处，应及时向医师或者药师咨询。

◎膝关节骨性关节炎的因、症、治、养

膝关节骨性关节炎是指关节软骨出现原发性或继发性退行性变，并伴有软骨下骨质增生，从而使关节逐渐被破坏及产生畸形，影响膝关节功能的一种退行疾病，该病是常见的关节疾病之一，约占门诊膝痛患者的50%，严重影响中老年患者的生活质量。

1. 因

（1）年龄因素：发病率随年龄增长递增。

（2）性别因素：男女均可受累，但以女性多见，尤其是闭经前后的妇女。说明该病可能与体内激素变化有关。

（3）体重因素：肥胖和粗壮体形的人中发病率较高。

（4）气候因素：常居潮湿、寒冷环境的人多有症状。

（5）创伤：由于关节创伤、急性创伤，如关节骨折或脱位。

（6）慢性劳损：如膝内翻、膝外翻、半月板切除术后、先天性髋关节脱位、髋内翻等均可诱发膝关节骨关节炎，属于

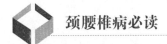

继发性骨关节炎。

（7）感染和炎症：如急性或慢性化脓性炎症、结核、类风湿关节等。

中医认为"膝为筋之府，膝痛无有不因肝肾虚者，则风寒湿气袭之"，故将本病的病机概括为"本虚标痹"。

2. 症

膝关节骨性关节炎的主要症状如下。

（1）疼痛：其特点有始动痛、负重痛、主动活动痛、休息痛。

（2）活动障碍：包括关节僵硬、不稳，关节屈伸活动范围减少。

（3）步行能力下降，上下台阶，下蹲、跑、跳等能力下降更明显。

主要体征有：关节肿胀、肌肉萎缩、关节压痛、关节运动受限、摩擦音、关节畸形等。

本病的诊断要点：膝关节疼痛，晨僵时间小于 30 分钟，X 线显示膝关节骨质增生，活动时膝关节有捻搓感。

3. 治

推荐治疗：以综合疗法为佳，中医结合，治养并重，根据本病所处的不同发展阶段，出现的不同症状，结合患者体质，或以西医为主，或以中医为主，治不废养，始能达到满意疗效。

中医治疗：内、外用药，针灸，推拿等。

西医治疗：消炎镇痛药，关节营养药，手术等。

4. 养

（1）生活调理：劳逸结合，勿长时间站立、行走；防止外感，注意膝部保暖；防止肥胖，适当运动，调整饮食。

（2）精神调理：正确认识本病，了解治疗的目的是为了提高生活质量，树立乐观的态度，积极防治。

（3）功能锻炼：急性发作期关节有红肿热痛时，应尽量避免站立、行走，多卧床休息，可以做股四头肌收缩锻炼（等长收缩锻炼），或被动活动（如 CPM 等）

急性期过后，鼓励患者逐步做膝关节的主动锻炼，应注意锻炼必须循序渐进，开始时先练习行走，再逐步增加上下楼梯的练习。

具体方法：直腿抬高，负重直腿抬高，负重短弧练习，负重长弧练习。

锻炼时以关节不感到过度疲劳和无持续性疼痛为标准，过度锻炼也是一种损伤，因而是不适宜的。

◎ 用心呵护你的腰

人的一生由腰默默支撑着，举手投足之间哪里离得开腰的参与？腰是如此劳累，因此也很易受伤。门诊时常常能遇到许多腰痛患者，或是新近扭伤，或是腰肌劳损，或是骨质增生，或是腰椎间盘突出等，这些人的腰痛时重时轻，服药后疼痛减轻，不久又会复发，而有时即使不治也会自己缓解。我常告诉这些病友，腰是需要用心呵护的，四分治六分养，若不改变不良用腰习惯，不懂得养腰的正确方法，腰痛将伴随一生。

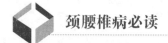

1. 改变不良的用腰习惯

不良习惯是造成腰痛的病根，不将这个病根拔掉，腰痛难除。常见不良习惯有：坐具与办公桌高度不协调，长时间上网、炒股，半躺在床上看电视、看书，将空调温度调得很低，并将风向朝着后背及腰部，女性长年穿高跟鞋，洗衣服、厨房干活时位置太低等。这些不良习惯开始时也会引起不适，然而人是有适应能力的，经过一段时间的适应，人会逐渐适应这种不良习惯，但时间久了，就会引起腰椎生理弧度的改变，周围肌肉、韧带、关节囊劳损，从而导致腰痛。倘若一方面去医院接受治疗，另一方面仍保持不良习惯，病因未除，难以获得满意疗效。

2. 掌握正确的养腰方法

改变不良习惯治疗腰痛还是被动的方法，掌握正确养腰的方法并付诸行动，才是呵护腰的关键。养腰的办法很多，大道至简，我们不妨选择简单、有效、易行的方法来做。大家都知道使用腰围、腰托可减轻腰痛，这是因为使用腰围、腰托后减轻了腰椎的负担。腰椎由腹肌和腰背肌护着，养腰的方法之一就是加强腹肌和腰背肌的力量，就如同有了天然腰托，自然能减轻腰椎的负重，解除腰痛。

锻炼腹肌的方法：人仰卧床上，两腿并拢屈膝、屈髋，使下肢尽可能靠近躯体，同时努力以手抱膝，维持数秒钟后放松并舒展肢体，然而再进行下一次。锻炼腰背肌的方法：人仰卧床上，并腿屈膝呈90°，双手平放两侧，努力使腰臀部离开床面，维持数秒钟后放松，然后重新开始。其作用是增强肌肉、韧带、关节囊等组织的紧张力，加强腰椎的稳定性，改善腰椎的血液循环，恢复腰椎正常的生理屈度，从而改善腰椎间关节的功能，减轻或消除疼痛。养腰的另一个方法是大家熟知的倒走，倒走能加强腰背肌群的力量，增强腰椎的稳定性和灵活性，矫正腰椎生理曲度变直或后突；还有一个原因是平时人都是向前走，支持向前走的肌群始终处于紧张状态，倒走时正好相反，支持向前走的肌群得到放松，有助于腰部功能的谐调。方法虽简单，但贵在坚持，方能见效。

中医经典《黄帝内经》说"腰为肾之府"。这里的"肾"不是现代医学"肾脏"的概念，而是指先天之本，包括肾阴肾阳，肾虚的表现之一就是腰膝酸软。如果我们把腰呵护好了，就是巩固了先天之本，一生的健康就有了保障。

◎ 简便有效的颈围

颈围看似很简单，作用却不小，其作用主要有以下四点。

1. 限制颈部过度活动

由于各种原因，在日常生活中，颈椎难免不受外界因素作用，出现超过其自然生理限度的活动。例如，高速行驶中的汽车急刹车、高处跌下及意外撞击等。此在正常人尚难以承受，如果是颈椎病患者，任何一次超限活动，都有可能引起难以挽回的不良后果，尤其是脊髓型者更为危险，其中引起截瘫者并非少见，为此必须注意预防。虽然，颈围对颈椎正常活动的限制，仅为其活动量的20%，但对限制颈部遭受突然外力所引起的超限活动，则具有明显的作用，这对椎管狭窄症、椎节不

生活中的应对方法

151

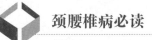

稳及脊髓型颈椎病者，尤为重要。

2. 缓解与改善椎间隙内的压力状态

在屈颈状态下，椎间隙内压力必然升高，与此同时，变性的髓核易向后方移位，增加对后纵韧带的压力。颈围的使用可以避免，至少是减轻了这一弊病，而且由于颈围没有限制颈部所需正常活动的大部分范围，患者可以长时间使用，因而也就保证了这一方法的可行性。

3. 减轻椎节前方对冲性压力

当椎体前方有骨赘或髓核突向椎管时，颈椎前屈必然会引起硬膜囊后方的张应力增加，并与前方构成对脊髓的对冲性压应力。由于颈围可将颈椎维持在生理位置上，从而避免或减小了此种压应力的产生。

4. 增加颈部支撑作用

由于颈椎病，椎管内外平衡失调，颈部肌肉多具有不同程度的失用性萎缩，以致肌力减弱，颈椎不稳，易因此引起恶性循环。在此状态下，于颈部周围附加一种支持力量，既有助于增加颈部的肌力，又有利于颈椎病的恢复，从而有可能消除这一恶性循环。对手术后，远期病例同样有效，可酌情选用，以利于康复。

◎ 选择枕头很重要

人的一生有三分之一的时间是在床上度过的，许多颈肩痛的发生与我们使用枕头不当有关，因此枕头对我们来说很重要。

枕头是维持头颈正常位置的主要工具。这个"正常"位置是指维持头颈段本身的生理曲线，这种生理曲线既保证了颈椎外在肌肉的平衡，又保持了椎管内的生理解剖状态。

枕头的形状以中间低、两端高之元宝形为佳，此种形态的优点：可利用中间凹陷部来维持颈椎的生理曲度，对头颈部可起到相对的制动与固定作用，以减少其在睡眠中的异常活动。对不习惯元宝形枕者，可用平枕，但不易采用中间高、两头低之山丘形，易使头颈向两端活动，不易保持头颈部体位。

理想的枕头应该是：质地柔软，透气性好，符合颈椎生理曲度要求，且造型美观的元宝形者。枕头的填充物可以是荞麦等，也可以是医生为您量身定制的。常用的药枕方是薄荷50g，艾叶200g，小茴香200g，肉桂粉10g，冰片10g。对于3岁以内与父母同床的婴儿宜慎用，防止过敏。此外，尚可选用鸡毛、鸭毛与鹅毛等作为枕芯充填物，或是选用竹、藤编制成的枕头等均具有一定的优点。市场上常见的海绵和塑料气枕，虽说质地柔软，因其透气性差，不宜选用，尤其是颈椎病及颈背部纤维织炎患者不要使用。

同时，睡眠体位也很重要。理想的睡眠体位，应该是使胸部及腰部保持自然曲度，双髋及双膝呈屈曲状，如此可使全身肌肉放松。但并非每个患者均能习惯此种体位，因此亦可根据自己平日的不同习惯而采取侧卧或仰卧，但不宜俯卧，因其既不利于保持颈部的平衡，又影响呼吸，尤其是对病情严重的脊椎伤病者。一个良好的体位，既要保持整个脊柱的生理曲度，又应使患者感到舒适，方可达到使全身肌肉松弛、易于消除疲

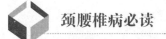

劳和调整关节生理状态的作用。

◎ 不可忽视床的影响

一个人天天要睡觉，离不开床。床与我们的健康关系密切，尤其是对颈腰部的健康更重要。各类床铺各有其优缺点，并与居住地区的气候（温度和湿度）、个人生活习惯以及经济条件等相关。但作为一个患者，应该选择利于病情稳定、康复及舒适的床铺，以利于颈椎病及一般慢性疾患或伤后康复。市场上常见的床有以下几种。

1. 棕绷床

透气性特佳、柔软、富有弹性，适用于气候湿润温热的南方。近年来，随着塑料工业的发展，各种高强度尼龙丝绷床大有取代棕绷之趋势。但此种绷床的最大缺点是，由于人体重量的压迫而形成中央低、四边高之状态，并随着使用时间的延长，编制物逐渐松弛，且塑料制品易因老化而断裂。如此，不仅增加腰背部卧侧肌肉的张力，也势必使头颈部的体位相对升高，以致局部肌肉韧带平衡失调，从而直接影响颈椎本身的生理曲线。因此，已经松弛的棕绷或尼龙丝绷床不宜使用。

2. 铁床

包括钢丝弹簧床与一般铁床。前者指四边用角铁、中央用钢丝与弹簧构成者，后者中央系用扁平之铁条编成网状。此种结构亦由于与棕绷床相同的原因而不适用于颈椎病及其他脊柱伤病患者，尤其是钢丝弹簧结构，随着金属弹簧本身疲劳而逐渐失去弹性，以致最后比一般铁床更为不利。

3. 木板床

由于其可维持脊柱的平衡状态，适用于脊柱或下肢伤患者，也是当前各个医院骨科病房通用的制式睡床。但在气候潮湿的地区，由于木板透气不良，易引起垫被的霉烂（多在臀、背部等易出汗的部位），故平日应注意经常予以暴晒与通风。目前，市场上多改用钢架木条板床，既能增加强度，又获得通气良好之优点，适用于需长期卧床的患者。

4. 席梦思床垫

将此种类似沙发结构的弹性床垫放在床板上，可随着脊柱的生理曲度而具有相应的调节作用。尤其是目前国外已采用多规格弹簧结构，即根据人体各部位负荷大小的不同和人体曲线的特点，选用不同规格与弹性的弹簧，合理排列组合，以达到维持人体生理曲线的作用。此种床垫能使患者感到舒适，除有外伤者外，一般患者可酌情选用，但弹簧松弛者不宜使用。

5. 泡沫塑料床垫

目前较流行，因其质地柔软常给患者以舒适感，且价格低廉，包装优美。但其最大缺点是通气性太差，故对一般颈椎病患者并不适用，尤其是合并瘫痪的患者。

6. 火炕

寒冷地区的农村常用火炕，其具有与木板床类似的优点，冬季通过加温，既有抗寒作用，又能对痉挛与疼痛的肌肉、关节起到热疗的作用。炕面上的垫被应稍厚，以防对骨关节突起的部位形成压迫。

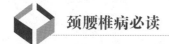

7. 气垫床及水床

为目前国外的新产品，国内亦已试产，此种床垫通过气体或水流的流动，可以不断地调整患者躯体的负重点。本设计主要适用于严重的瘫痪、瘦弱及高龄患者，亦可用于全身大面积烧伤者。但其价格昂贵，且对住房条件要求较高，因此当前仅个别大医院作为治疗床试用。

◎改变不良姿势

工作、生活时的不良姿势，不仅仅影响患者的治疗与康复，而且是许多常见颈部疾患发生、发展与复发的主要原因之一，这个因素常被人忽视，因此必须引起重视。

我们知道在屈颈情况下，颈椎间盘内所承受的压力及对颈背部肌纤维组织的张应力，较自然仰伸位为高。如果在此状态下再加上扭转、侧屈与增加负载，则局部的压应力更大，从而成为颈椎退变及纤维织炎等加剧的主要因素。这种状态虽可见于任何职业，但更多见于机关单位的工作人员、打字员、手术室护士、交通警察、电子元件和钟表等流水作业线上的装配工，以及经常上网、玩手机者。

有些人通过改换职业或工种来获得疗效，这虽可行，但并非是最积极的措施，也不是所有人都能做到这一点。因此，如能通过纠正与改变工作、生活中的不良体位而获得良效则更为理想。积极有效的防治措施有：

1. 定期改变头颈部体位

即对某种职业，需要头颈仅向某一个方向（以前屈及左右旋转为多）不断转动，或相对固定者，除直接引起椎间隙内压改变外，也易使张力较大一侧的肌肉疲劳，加重患病椎节内外平衡的失调。为改变这一不良后果，应让患者每当其头部向某一个方向停顿过久之后，再向另一个相反方向转动，并在短短数秒钟内重复数次。其时间间隔长短可酌情而定，但不宜超过30分钟。此既有利于颈椎保健，又可消除疲劳感，且易于掌握。

2. 定期远视

当长时间近距离看物，尤其是处于低头状态者，既影响颈椎，又易引起视力疲劳，甚至诱发屈光不正，特别是在光线较差的环境。为此，每当伏案过久后，应抬头远视半分钟左右，待眼睛疲劳消退后再继续工作。根据这一要求，建议在条件允许情况下，特别是在高层建筑里，办公桌应置放于临窗位置，远眺不仅另有一番情趣，且有利于身心健康。

3. 调整桌面（或工作台）的高度与倾斜度

如果桌面或工作台面过高，则使头颈部呈仰伸状，过低则势必呈屈颈状。此两种位置均不利于颈椎的内外平衡，尤其是后者在日常最为多见，且最为有害，必须加以调整。原则上，以使头、颈、胸保持正常生理曲线为准，尤其是具有颈椎病症状者，切勿过屈，亦无必要过伸。为此，除了可采用升高或降低桌面与椅子加以调节外，对某些需长期伏案工作者，亦可订制一与桌面呈10°～30°斜面的工作板，此较之单纯升高坐椅或降低台面，更有利于调整坐姿（包括胸、腰椎等）。这一措施

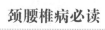
颇受患者好评，尤其是工作时间较久的中老年伏案工作者。

4. 工间活动

任何工种都不应当长时间固定于某一种姿势，坐位亦然。除非工作情况不允许（例如手术操作中、流水线操作等），至少每 2 小时能够全身活动 5 分钟左右。每人可根据自己的情况，采取相应的活动方式，包括各种工间体操、活动及散步等。不仅对颈部，而且对整个脊柱，以及全身的骨关节系统均有利。

5. 注意纠正日常生活与家务劳动中的不良体位

从晨起穿衣、刷牙、洗脸、扫地、取物以致打电话、炒菜、烧饭等，几乎每项活动均涉及脊柱的姿势是否正确，应努力避免长时间固定在某一姿势。

◎常练易颈经，络通颈项舒

"易颈经"源于绍兴天元堂。天元堂建于南宋，至今已有近千年的历史，"易颈经"经天元堂历代名家不断探索、完善，今天已成为集颈部疾患预防、保健于一体的练功方法，以其易学效验而深受群众欢迎。其方法及要领为：

1. 禅定乾坤式（图 1）

[动作分解]

（1）全身放松，双脚并拢，自然站立，双手握固垂于体侧，头正颈直，目视前方。

（2）左脚向左侧开步，约与肩同宽，两脚平行，成开立姿势；两臂屈肘、回收，双掌合于胸前，指尖向前倾斜约30°，目视前下方。

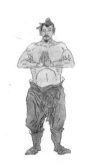

[动作要领]

（1）身体放松。

（2）合掌时，与膻中穴同高，松肩虚腋。

（3）呼吸自然匀畅，气定神敛。

小贴士：膻中穴属任脉，是足

图1　禅定乾坤式

太阴、少阴，手太阳、少阳与任脉交汇之处，在体前正中线，位于两乳头连线之中点。任脉之气在此吸暖胀散后内行于心包经，为心包经气血的重要保送之地，故为心包募穴。本穴物质为胸膛上部的气态物聚集而成，又称人之气会。《灵枢·海论》曰"膻中者，为气之海"，主调节全身之气机运行。

2. 神鹰亮翅式（图2）

[动作分解]

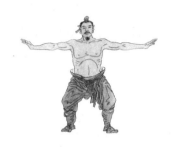

图2　神鹰亮翅式

（1）两膝屈曲成马步，同时两肘向前向上慢慢伸直，直至掌、肘、臂，约与肩平，两掌呈柳叶掌伸平，掌心向下，两臂向外完成扩胸动作。

（2）双掌由柳叶掌慢慢转为握固，同时屈腕。

（3）双掌由握固慢慢转为柳叶掌，同时伸腕，在腕过伸位时打开。

（4）左脚收拢，双脚伸直并立，同时双臂向前下划弧线，屈肘，双掌合于胸前。

（5）5～8节动作，从右脚向右开步，重复1～4节动作。

（6）重复1～8节动作4～8遍，至最后一遍时，双脚收拢，自然站立，双手握固垂于体侧。

［动作要领］

（1）动作缓慢、连贯、舒展。

（2）扩胸动作要挺胸收腹。

（3）在腕过伸位打开柳叶掌时要有力用劲。

3. 摘星采莲式（图3）

［动作分解］

（1）身体直立，左脚弓步向前，前腿屈曲，后腿伸直，挺胸收腹，同时左臂上举、右臂后伸至极限，双掌同时由握固打开成荷叶掌，双腕过伸。

（2）双掌由荷叶掌转成握固，同时屈腕，完成"摘星"和"采莲"动作。

（3）双掌再由握固慢慢转为荷叶掌，同时双腕过伸。

（4）左脚回收，双脚并拢，双臂回收，双手握固垂于体侧。

160

（5）右摘星采莲式（5～8式）与左摘星采莲式（1～4式）动作相同，唯方向相反。

（6）左右摘星采莲式为一组动作，重复4～8遍。

［动作要领］

（1）动作连贯、舒展、果断。

（2）弓步挺胸时，目视前上方。

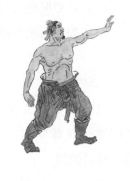

图3　摘星采莲式

（3）"摘星"专注用心，"采莲"顺手随意。

4. 金龟伸颈式（图4）

［动作分解］

（1）左脚向左侧开步约与肩同宽，双膝微屈，双手叉腰，挺胸拔颈，两眼平视，均匀呼吸。

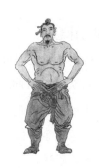

图4　金龟伸颈式

（2）双肩胛先向后、向上耸起，再向前、向下做沉肩旋转运动，连续4遍。

（3）反方向耸肩旋转，也连续4遍。

（4）上述动作重复4～8遍。至最后一遍时，左脚收拢，自然站立，双手握固垂于体侧。

［动作要领］

（1）头颈部保持正直，目视

前方。

（2）耸肩时两肩尽量向上耸起，不能缩颈。

（3）耸肩后稍作停顿再沉肩，沉肩要用力下沉。

5. 女娲补天式（图5）

［动作分解］

（1）左脚向左侧开步，约与肩同宽，双膝微屈，头颈微微后仰，双目微闭。

（2）抬肩屈肘，双手按扶颈枕部。

（3）双手交叉向上托举头颈部。

（4）双侧大鱼际同时揉压风池穴。

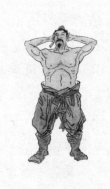

图5　女娲补天式

（5）托举与揉压8次为一组动作，重复4~8次。至最后一遍时，左脚收拢，自然站立，双手握固垂于体侧。

［动作要领］

（1）头颈部后仰幅度要小，使颈椎保持休息位。

（2）头颈部后仰用力宜轻，与双手保持适度对抗即可。

（3）双手用力向上托举，并非向前对抗头颈部后仰。

小贴士：风池穴属足少阳胆经，位于耳后稍下1寸左右的位置，即颈后凹陷处，主治头痛、颈项痛、感冒等。按摩风池穴可疏通经络，加快血液循环，有效缓解颈部不适。

6. 掌贯六穴式（图6）

[动作分解]

（1）左脚向左侧开步，约与肩同宽，马步。

（2）右臂上举经体前向左上摆，身体自然左转，右手荷叶掌拍打左肩背部，贯及六穴（大椎、陶道、大杼、风门、附分、肩井）；左臂同时经体侧自然下摆至体后，左手握固，手背轻贴命门穴。

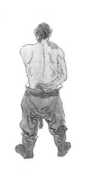

图6　掌贯六穴式

（3）左臂从后下经体前向右上摆举，身体自然右转，右臂从左上经体前下摆至体后。

（4）左掌贯六穴式与右掌贯六穴式动作相同，唯方向相反。一右一左4次为一组动作，重复4～8遍。至最后一遍时，左脚回拢，自然站立，双手握固垂于体侧。

[动作要领]

（1）动作连贯、流畅、顺势而为。

（2）用力拍打肩背部六个重要穴位，回撤时指端用力按压。

（3）身体自然转动，头颈部始终保持中立。

小贴士：大椎、陶道属督脉，大杼、风门、附分属足太阳膀胱经，肩井穴属足少阳胆经，皆为治疗颈肩痛要穴。

7. 气沉丹田式（图7）

[动作分解]

（1）左脚向左开步，约与肩同宽，双膝微屈，同时双手

生活中的应对方法

松开成柳叶掌，双手握固垂于体侧。

（2）两臂伸直外展于体侧，掌心向上继续上举。

（3）两臂内收，松肩，屈肘，双掌经体前下引至腹部，伸腕，掌心向下，目视前下方。

（4）左脚回收，两臂自然垂于体侧，目视前方。

[动作要领]

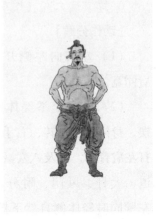

图7　气沉丹田式

（1）呼吸匀畅，动作舒缓。

（2）宁心静气，松肩虚腋。

（3）在上肢的下引过程中，想气沉丹田。

"易颈经"各式之功效

（1）禅定乾坤式：动作简单，通过调整呼吸及双掌相合的动作可以达到气血流畅、内宁五脏、外正身形的效果。

（2）神鹰亮翅式和摘星采莲式：通过伸展肩关节及扩胸运动，既调练心、肺之气，增强心肺功能，同时也进行了肩膀和前胸部肌肉的锻炼，进而改善肩关节的功能活动。双掌在柳叶掌或荷叶掌与握固相互转换的过程中，完成了前臂屈肌与伸肌的舒张收缩运动，疏理了上肢的经络，疏通上肢的气血运行。

（3）金龟伸颈式的耸肩动作一方面使颈肩部及胸部肌肉得以放松，另一方面由于摆动幅度大能反复刺激十二经脉及任、督两脉，从而调和全身气脉，使颈肩部功能恢复到平衡状态。

（4）中医认为"督脉为阳脉之海"，女娲补天式通过托举头颈部有效刺激督脉，带动全身经气发动，有利于改善颈肩部症状；同时，在托举过程中完成颈椎的自我牵引，起到缓解椎间隙内压力的作用。

（5）掌贯六穴式通过对肩背部和多个穴位的拍打及按压，可松解肩背部软组织的紧张，并激发经络的调节作用，促进颈肩部气血运行，改善颈肩背部的临床症状。

（6）气沉丹田式通过上肢的环抱下引动作，屏息静气，并引气归于丹田，起到调节全身功能、调理颈椎功能平衡的作用。

◎天天相伴养生酒——养生酒的家庭制作与饮用

家庭制作养生酒，首先需请医生根据各人气血、阴阳、脏腑虚实的不同，量身开养生酒处方，然后选取正宗纯品、道地药材，以及优质白酒或黄酒。制作养生酒的药材宜切成薄片或捣碎成粗颗粒状，并将加工后的药材洗净、晾干后方可使用。配制养生酒宜选用砂锅、瓦坛、瓷瓮、玻璃器皿等非金属容器。制作方法古代与现代有所不同，一是古代药酒多以酿制酒的药酒为主，亦有冷浸法、热浸法；二是基质酒多以黄酒为主，性较白酒缓解。现代药酒则多以白酒为溶媒，乙醇含量一般在50%～60%，制作方法为浸提法；少数品种仍用黄酒制作，但黄酒的乙醇含量较低，市面上一般黄酒的乙醇含量只有12%左右，因此适宜热浸法或煎煮法，目前已很少有用酿造法的。常用制法有：

（1）冷浸法：将药物粗末，置瓷坛或其他适宜容器中，加规定量的白酒或黄酒，密封，每天搅拌或振荡1次，7天后改为每周搅拌振荡1次。在常温避光处浸泡20天左右，冬季可更长些，取上清液，药渣压榨，将榨出液与上清液混合，滤过澄清即可。

（2）热浸法：基本上与冷浸法相同。将药物粗粉置坛中，加处方规定量的酒，隔水加热，时间不宜过长，否则酒会挥发，见药面出现泡沫时，立即端离火灶，然后趁热密封，静置15天，取上清液，压出残渣中的余酒，合并静置澄清，滤过即可。

（3）煎煮法：将药料碾成粗末后，全部放入砂锅内。水高出药面10cm，浸泡6小时，加热煮沸1~2小时，过滤。再复煎1次，将两次滤液合并，静置8小时，取上清液加热浓缩成稠状清膏（一般生药10斤，可煎成清膏4斤左右）。待冷后加入与清膏等量的酒，和匀，放入坛内，密封7天，取上清液过滤即可。本法用酒量少，服时酒味不重，但易挥发的芳香性药物不宜煎煮。

（4）酿酒法：将药物加水煎熬，过滤去渣，浓缩成药汁。有些药物，如桑葚、梨、杨梅等，可以直接压榨，取得药汁，再将糯米蒸煮成饭，把糯米饭、药汁和酒曲拌匀，置于干净的容器内，加盖密封，尽量少与空气接触，保持一定的温度，7天即成。

上述四种制法中，以冷浸法操作最为简单，最适宜于家庭配制，但使用冷浸法的酒酒精度一定要高，要在 50% 以上，否则所浸养生酒易变质，不宜保存。厂家生产药酒多采用渗滤法。

　　用来配制或盛装养生酒的容器，应清洗干净，并用开水煮烫消毒。养生酒配制后，宜将容器密封好，贮存在 10℃ ~ 15℃的室内，避免阳光直射。不能与汽油、煤油以及有刺激性气味的物品混放，以免酒质变坏、变味。自制的养生酒要贴上标签，写明配制时间、药物、用量、作用等，以免误饮。

　　在制作养生酒时，也可根据个人爱好适量加入糖或蜜矫味。

　　养生酒宜在饭前或睡前佐膳饮用，每次饮 10 ~ 30mL，具体视各人酒量、年龄、性别、体质的不同而异。妇人妊娠期、哺乳期、经期禁服；年老、体弱者量宜小；青壮年、平时酒量好者，量可适当增加，但以不醉为度；儿童不宜服养生酒。

　　养生酒需少量持续服用，切忌一次性饮用过量。要注意不宜与易与酒精起不良反应的药物同服；不宜饮酒者，如肝病、肾病、高血压等患者，忌服或慎服养生酒；糖尿病患者不宜饮用糖分高的养生酒。

　　若能对证饮用养生酒，既能时时饮用，又不过饮，必能收到调和五脏、补益气血、滋阴壮阳、强筋健骨、活血通络、养颜美容、防病健身、延年益寿的功效。

　　下面介绍两款养生酒的酒方。

巴戟天酒方

巴戟天

【性味】性温，味辛、甘。

【归经】入肝、肾经。

【功用主治】补肾阳，壮筋骨，祛风湿。治阳痿，少腹冷痛，小便不禁，子宫虚冷，风寒湿痹，腰膝酸痛。

建议用法：巴戟天、牛膝、枸杞根白皮（即地骨皮）、麦门冬、地黄、防风各100g，40~60°白酒3000mL，浸2周后服用，每日1~2次，每次20~30mL。适用于多种虚劳、阳痿诸症，服用时慎生冷、猪、鱼、油腻、蒜等，春服七日，秋冬十四日，夏勿服，勿至醉吐。

巴戟天酒方出自《孙真人备急千金要方》。

白术酒方

白术

【性味】性温，味苦、甘。

【归经】入脾、胃经。

【功用主治】补脾，益胃，燥湿，和中。治脾胃气弱，湿痹，筋骨酸痛，自汗。

建议用法：白术、地骨皮、荆实各30g，菊花20g，40~60°白酒1000mL，浸2周后服用，每日1~2次，每次20~30mL。补心志定气，治心虚寒，气性反常，心手不随，语声冒昧。

白术酒方出自《孙真人备急千金要方》。

◎亦食亦药强筋骨

药食同源是中医治病的一大特色，早在李时珍编撰的《本草纲目》中，就已经论述了较多属于食物的动植物药，其中认为有益肾健脾功效，或者有强壮筋骨功效的药食两用之品甚为丰富。如鲍鱼，能补肝肾、益脾肺，近代研究认为鲍鱼中含有的某些成分，有较强的抑制癌细胞的作用，对骨质疏松症及骨折者效果甚佳。再如，番薯能补中健脾，益气和血；糯米能补中益气，健脾暖胃；薯芋能补气益肾，填精益髓。豆类食物中的黑豆能滋肾补阴，健脾养肝；刀豆能益肾补元；豇豆能补肾益精。蔬菜中的黑木耳有补肾作用；卷心菜，《千金要方》载其"久食益肾，填髓脑"，《本草拾遗》说其"补骨髓，利关节，壮筋骨"；香菇、蘑菇能益气健脾胃。禽类食物中，麻雀能益肾壮阳，暖腰膝；鸽肉能补肝肾，益精气；鸡肉能补精填髓；属野味的斑鸠，《食经》中谓其能"补中，坚筋骨"。水产类作用突出的是虾和鳝鱼，虾能补肾兴阳，治筋骨疼痛；鳝鱼则填精益髓，壮筋骨。用这些食物加以搭配组合，就可以成为较实用、每个家庭都能实施的预防骨质疏松症的药膳食谱。另外，干果中的胡桃，历来被认为是补脑佳品，脑为髓之海，补脑是益肾的结果；还有板栗、芡实和莲子，板栗甚至称为肾之果，足见补肾之效，芡实能补肾涩精，莲子能交心肾、强筋骨。水果中能强筋骨的是葡萄和桑葚，《随息居饮食谱》谓"葡萄补气，滋肾液，益肝阴，强筋骨"，"桑葚能滋

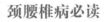

肝肾，健步履"。

如果从补钙这一点出发，宜进食高钙食物，比较实用的是牛奶和干果，其他还有如虾皮、豆类、花类、绿叶菜等。

从中医药理论出发，药食相辅，互为补充。在美食中获得养生，在养生时享受美食，是人生的一大乐趣。

◎冬令进补、春天打虎的秘招——骨关节病的膏方调理

不少人有一种误解，认为膏方调理仅限于内科疾病。其实，在古代农耕时代，一年下来，农夫累得腰痛膝软脖子酸，常常于冬季进补，期盼来年身强力壮能打虎，其秘诀就是膏方，膏方最早是用来养筋壮骨的。事实上很多骨关节病患者，通过膏方调理，常能获得意想不到的效果。

骨关节病患者膏方调理的优势：

骨关节病多见于中老年人。中医大家张景岳提出"中年修复"的理论，认为人到了中年，由于气血渐衰，导致筋骨渐弱，需要予以很好地修复、保养，老年人的虚更是不言自明，因此膏方进补正当时。

骨关节病为慢性病，时重时轻，病程缠绵；有些中老年人还兼有许多其他疾病。一些治骨关节炎的西药，对胃刺激大，副作用不小，而膏方服用方便，针对性强，能顾及体质及所兼疾病，只要处方精到，一般无副作用。

根据笔者在临诊实践中的体会，骨关节病患者膏方调理的

适应人群及处方要点如下：

（1）骨质疏松患者：多为高年患者，女性尤多。以补益肝肾为主，根据体质的不同，应分别肝肾阴虚还是肾阳不足。肝肾阴虚以钱氏六味地黄丸为主方，肾阳不足以仲景肾气丸为主方。

（2）骨质增生患者：多为中年及中年以上的人。以益肝强筋、补肾壮骨为主，常用杜仲、五加皮、炒川断、金毛狗脊、怀牛膝等。

（3）颈椎病、腰椎间盘突出患者：由于工作、生活姿势的改变，目前患颈椎病、腰椎间盘突出者的年纪大大提前，许多人年纪轻轻就病得不轻。以活血养筋、祛风通络为主，常用炮山甲、独活、威灵仙、五加皮、蕲蛇等。

（4）骨折中后期及骨折延迟愈合者：以祛瘀接骨、补肾壮骨为主，常用自然铜、地鳖虫、骨碎补、炒川断、杜仲等。

辅剂的选择：

一般而言，妇人多选择阿胶，因为有妇人"以血为本"之说；肾阳不足者，多选择鹿角胶，因为鹿角温肾补阳的作用更明显；肝肾亏虚者，龟甲胶、鳖甲胶均可用，骨质疏松者用龟甲胶，骨质增生者用鳖甲胶，因其尚兼有软坚散结的功效。对骨关节患者的膏方都可适量加入绍兴黄酒，既能矫味，又能取其活血通络之功。由于中老年人群中，患糖尿病的人不少，因此应以木糖醇为甜味添加剂。

膏方以治病防病为目的，其口感不可能有其他食品那么好，但我们在处方时也要予以充分考虑，不然若膏方太难吃，患者吃不下或不愿吃，也达不到治病防病的目的。因此，那些太苦的药、腥味太重的药，都要加以避免，若非用不可，则需掌握好剂量，并加其他药物以矫味。

◎ 膏方调理的优势

随着冬令膏方在治疗颈椎病、腰椎间盘突出中的推广，其确凿的效果，让很多年轻人对它产生了恋情。在笔者诊治的患者中，已连续 3 年服用者大有人在。其魅力何在？简言之有三大优势：

1. 重在调不在补

与一般老年人、体质虚弱及病后调养者不同，颈椎病、腰椎间盘突出的膏方调理，重在"调"而不在"补"。在颈椎病、腰椎间盘突出患者中不乏年轻人，其中亦有身强力壮者，但就是常常腰酸脖子疼。中医认为其病根在于气血不和，痰湿内停，经脉阻滞，气血不能正常运行。不通则痛。因此，通过行气活血、化痰祛湿药与益气养血、壮筋健骨药的合理配伍，使气血恢复通畅，通则不痛。

2. 针对性强

与一般的以补五脏虚为目的的膏方不同，其针对性强，以颈、腰为重点，膏方中常选用入太阳经、肾经、督脉的药物。如治颈椎病常选独活、羌活、川芎、葛根等，治腰椎间盘突出常选杜仲、金毛狗脊、菟丝子、仙灵脾、小茴香等，再加上入十二经的威灵仙，以及走窜通络的虫类及动物药，如全蝎、蜈蚣、蕲蛇、炮山甲、鹿角等，有的放矢，自然就能直捣病巢。

172

3. 服用简便

年轻人工作忙，生活节奏快，没有细熬慢煮中药的闲工夫。一副膏方的量一般能服个把月，每日早或晚2匙，温水冲服，这样简便的服用方式，符合现代年轻人的生活习惯。

除了上述优势外，尚有意外之喜。有女性患者反馈，服膏方后，不但颈、腰挺直了不少，第二年发作次数明显少了，连平时胸闷、易生气、常叹息、咽喉不适等症也不见了，更意外的是脸上的痘痘也减少了，忽早忽迟的月经也来得准时了。

◎膏方的开路先锋——开路方

大凡经常服用膏方的朋友都有这种经历，医生在开膏方前，常常先让其服1~2周甚至3周的中药，名曰"开路方"，意为膏方进补做准备。对此，不少人想不明白，进补就进补，何必如此麻烦，多此一举。其实，这开路方大有来历，膏方进补想要获得满意的疗效，少了开路方真不行。

开路方有四大作用：

1. 排毒

进补前，我们得先将体内的毒素排出，犹如我们在引水前，得先将沟渠中的杂物、淤泥清除一样，不然引再多清水也总是混混的。中医对人体毒素有专门的认识，把它概括为"痰、湿、瘀"。因此，开路方中常有化痰、除湿、祛瘀的药物。

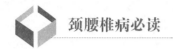

2. 健脾胃

中医称脾胃为后天之本，即后天营养物质的消化吸收，全赖健全的脾胃功能，不然，虚不受补。因此，开路方常用健脾开胃的药，让脾胃做好受补准备。

3. 精确辨证的侦察兵

中医治病要望、闻、问、切，四诊合参，对患者进行阴阳、寒热、虚实、气血八纲辨证，但病情千变万化，人又虚实寒热兼杂，膏方的服药周期又较长，一般为 1 ~ 2 月，不能像汤药一样可以随时更换。因此，通过开路方的效果，医生可以更准确地摸准病情，使膏方更具针对性。

4. 体验中医养生特点

对初次服用膏方的朋友，可以通过服用开路方，领略中医辨证施治、治未病特色的魅力，感受饮食宜忌、因时作息的养生方式，为接下来的膏方进补做好准备，使其能更好地配合膏方调理。

有了开路方的一系列准备，相信膏方治疗一定能事半功倍。

◎进补有讲究，滥补不如不补

冬令进补的重要性不必多言，如何进补是关键，这里谈五个要点。

（1）中年人也要进补：以前一提起冬令进补，首先想到的可能就是老年人，因为岁数大了，体质弱了，当然需要加一加油了，其实这个想法只对了一半。人到中年，工作、家庭两副担子一起挑，工作压力、精神压力最大，常常超负荷工作，即所谓的"透支生命"，英年早逝者不乏其人，因此冬令进补必不可少。即使在学校念书的孩子们，冬令进补也属必要，中医认为春生、夏长、秋收、冬藏，冬季是藏精（即易于吸收、贮藏营养物质）的季节，冬天适当进补，有益于其生长发育。

（2）缺什么补什么：以往进补，人们所重视的仅是参而已，一到冬季，各大商场、药店的各种参特别好销。参，不但历史悠久，且功效确凿，历来为进补的首选品。但每一个人所患疾病不同，体质亦各异，参绝非人人皆宜。进补时，大补药、大补酒、其他保健品等，都可选用；药补之外，更有食补，方法多样。如妇人冬天服当归羊肉汤，既补血又暖胃，味美效又佳。进补的原则应是缺什么补什么。

（3）对症进补：在冬令进补的人群中，有不少是病后进补，这些人必须到医院请医生予以斟酌，有的放矢，方能收桴鼓之效。病后进补不同于一般的健康进补，或先攻（邪）后补（虚），或先补后攻，或攻补兼施，不得有误。

（4）因人而异，寒热分明：中医认为中药的性能有四气五味之分，人的体质有寒热虚实之异，进补的大忌是犯寒寒热热之戒，即寒体的人用寒药，热体的人用热药。进补首先应了解哪些补品属寒，哪些补品属热，以及自己的体质属寒还是属热。其次，中药补虚，分补气、补血，分补心、肝、肺、脾、肾五脏，各种补药的作用各有所长。因此，因人选药方能达到进补目的。

（5）滥补不如不补：俗话说：是药三分毒。任何药物用之过量，或用之不当也有副作用。如热性补药，若用之热性体质者，则易产生出鼻血、牙痛等症；又如补气药用于湿重者，则会产生腹胀、纳呆、全身不适等症状。滥补不如不补，是冬令进补的一记警钟。

◎ 晨起叩齿又梳头，临睡摩丸加泡足——陆游的养生经一

陆游（1125—1209），字务观，号放翁，南宋越州山阴人。陆游是我国历史上一位杰出的诗人，也是存诗最多的诗人，现尚存9000多首，他一生与诗打交道，与医道亦有不解之缘。他年轻时就好方伎之术，有"少时喜方药"之句（《春日对花有感》《剑南诗稿》卷七十五，下书名略）。五十一岁在成都任四川制置使参议官时，曾整理过祖传的《陆氏集验方》。后来，在江西抚州任上，以历年宦游所积累的民间药方，选刻了一本《陆氏续集验方》（见嘉靖四十年《浙江通志》卷五十五艺文志）。晚年隐居山阴，他一边读书耕作，一边行医乡里。"驴肩每带药囊行，村巷欢欣夹道迎。共说向来曾活我，生儿多以陆为名"（《山村经行因施药》）。陆游于养生亦颇擅长，在古稀之年，不但齿老目明，而且尚能登山、荷锄，"才智不足狂有余，此身老健更谁知？齿牢尚可决干肉，目瞭未妨观细书"（《老健》），"老翁垂七十，不复叹头颅……独有欣然处，登山未用杖"（《老翁》）"行行七十尚携锄"（《贫病》）；至八十四岁时，还"筋骸胜拜起，耳目未盲

聋"（《人寿至耄期》）。更令人羡慕的是，他在暮年还保持着天真烂漫的童心，精神面貌极佳，"老翁垂七十，其实似童儿"（《书适》）。

世界卫生组织关于健康的定义："健康乃是一种在身体上、精神上的完满状态，以及良好的适应力，而不仅仅是没有疾病和衰弱的状态。"这就是人们所指的身心健康，也就是说，一个人在躯体健康、心理健康、社会适应良好和道德健康四方面都健全，才是完全健康的人。放翁晚年的健康体魄和良好心态是值得羡慕的。

陆游的养生经验有三点给后人的印象特别深，一是他的自爱精神。可以说，一个不知自爱的人，绝不可能成为养生家，而在陆游诗中时时透露出强烈的自爱意识。"少狂欺酒气吐虹，一笑未了千觞空"（《同何元古赏荷花追怀镜湖旧游》）。陆游年轻时以豪饮著称，但为了健康，忍痛割爱。"余年亦自惜，未忍付酒杯"（《晨起》）。并把疾患的发生归罪于自误，不怨天尤人，意味深长。"爱身过拱璧，奉以无缺亏。孽不患天作，戚惟忧自诒"（《养生》）。二是未雨绸缪的思想。"疾患初萌芽，未有旦夕危。每能自省察，百鬼安能窥？一怠生百疾，速死乃自诒"（《病中有述二首各五韵》），"人生忽如瓦上霜，勿恃强健轻年光"（《读老子》），"忧身如忧国，畏病如畏乱。此身虽幸健，敢作无事看"（《病戒》），这种未病先防的观点，对有志养生者极有指导意义。三是他的养生方法所体现的积极性和可行性。陆游认为"巧说安能敌拙修"（《默坐》），说不如做，要获长生就得脚踏实地去实践。"圣门初岂远，妙处在躬行"（《铭座》）。

177

陆游的养生方法很多，且都普通易学，吐纳、导引、按摩是陆游常用的养生方法。"老生要是常谈尔，吐纳余闲即按摩"，"啄吞自笑如孤鹤，导引何妨效五禽"（《春晚》），"朝哺两摩腹，未可笑幽居"（《幽居》）。陆游深知吐纳、导引、按摩对养生的重要，"人生若要常无事，两颗梨须手自煨"。

梳头、洗脚，是生活中经常要做的小事，陆游把它与养生联系起来，成为每天必不可少的一课，"破裘寒旋补，残发短犹梳"，"觉来忽见天窗白，短发萧萧起自梳"。陆游梳头之勤，可见一斑。明代焦竑《焦氏类林》云："冬至夜子时，梳头一千二百次，以赞阳气，经岁五脏流通，名为神仙洗头法。"梳头的作用，不能等闲视之。

"老人不复事农桑，点数鸡豚亦未忘，洗脚上床真一快，稚孙渐长解烧汤。"脚部是足三阴的起始点，又是足三阳的终止点，踝关节以下有 60 多个穴位，现代经络专家还发现，脚部有五脏六腑的投影，因此坚持每天睡前用热水洗脚，有补肾强身、延年益寿之功。

陆游的养生方法，不猎奇，简便易行，从被人们忽略的日常饮食起居着手。"祸福在呼吸，恐惧兼寝饭，人所忽不省，我思尝熟烂"（《病戒》），把养生之法寓于生活之中，有理有据，可学可行。

◎赏梅、读书与食粥——陆游的养生经二

陆游养生十分注意饮食宜忌，"老无声色娱，戒惧在饮

食。要须铭盤于，下箸如对敌"（《病中有述二首各五韵》），
"起居饮食每自省，常若严师畏友在我旁"（《病起杂言》）。
主张饥饱适度，"衣巾视寒燠，饮食节饱饥"（《养生》）。把
肥甘之品视为毒鸩、奸佞。"倩盼作妖狐未惨，肥甘藏毒鸩犹
轻"（《养生》），"羔豚昔所美，放斥如远佞"。陆游在长期的
素食后，既知素食之美，亦获素食之利，竟欣然忘肉，"食常
羹芋已忘肉"。陆游食养的另一特色是好食粥，"世人个个学
长年，不悟长年在目前。我得宛丘平易法，只将食粥致神仙"
（《食粥》）。陆游认为老人食粥尤宜，"淖粥称衰翁"（《午
兴》）。若与健脾益气的山药同煮，效更佳，胜过"琼糜"。
"秋夜渐长饥作祟，一杯山药进琼糜"。

　　陆游的长寿，还与他注意情志调摄有十分密切的关系。其
调摄情志的方法也很特别，颇有"书卷气"。一谓赏梅怡情。
陆游爱梅成癖，"移灯看影怜渠瘦，掩户留香笑我痴"（《十一
月八日，夜灯对梅花独酌，累日老甚，颇自慰也》）。"闻道梅
花坼晓风，雪堆遍满四山中。何方可化身千亿，一树梅前一放
翁"（《梅花绝句》）。哪里有梅花，哪里就有放翁的足迹；而
一旦见了梅花，则"愁欲破"，"睡过春"，"放翁年来百事惰，
惟见梅花愁欲破"（《芳华楼赏梅》），"平生不喜凡桃李，看
了梅花睡过春"，喜悦之情溢于言表。二谓读书忘忧。陆游自
称"书痴"，"客来不怕笑书痴"（《读书》）。"书生习气重，
见书喜欲狂。……一笑语儿子，此是却老方"（《抄书》）。
"老人世间百念衰，惟好古书心未移。断碑残刻亦在楼，时时
取玩忘朝饥"。读书忘忧，堪称颜回第二。

　　陆游就是从赏梅、读书中获得心里安慰而有助延年益寿

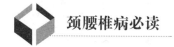

的。现代医学研究发现，心里安慰法并不是假想的虚无的疗法，是有物质基础的，即人在得到安慰时，体内可产生一种结构与吗啡相近的化学物质——"内生吗啡"，从而对人体产生有益的调节作用。

◎张景岳的"中年求复"之道

张介宾（1563—1640），字会卿，号景岳，会稽人，明代著名医学家。少年随父游历京师，壮年从戎，遍历东北各地，后卸职回家，以医为业。黄宗羲称"谒病者辐辏其门，沿边大帅皆遣金币致之"（《南雷文定》前集卷十），可见当时医名之盛。晚年隐居山阴，一面悬壶济世，一面潜心著述，所著《类经》《景岳全书》为后人推崇，擅用温补之剂，为温补派的代表人物。

张氏认为本来人人都能享尽天年，度百岁乃去，但由于种种原因，大多数人并不能达到这个目标。外部因素有三："天刑"有寒暑不时，灾荒兼至；"地杀"有旱潦无方，水火突至；"人祸"有争斗伤残，刀兵屠戮。"孽由自作致不可活者"的内部因素由"六杀"，谓酒、色、财、气及功名之累、庸医之害。

张氏的对策，对前三者，"得天者，天庇之；得地者，地庇之；得人者，人庇之。得此三庇，即得生之道也；失此三庇，则失生之道也"。对后面的"六杀"之防，谓"酒杀可避，吾能不醉也；色杀可避，吾能不迷也；财杀可避，吾能不贪也；气杀可避，吾能看破不认真也；功名之杀可避，吾能素其行藏也；庸医之杀可避，吾能相知以御也。夫如是而培以为善，存以无欺，守以不能险，戒以毋侥幸，则可全收其效矣"（《景岳全书·传忠录·天年论》）。诚为金玉良言。

张氏对先天（指禀赋、遗传）、后天（指后天的调养）与健康长寿的关系做了剖析，他认为："两天俱得，其全者，耄艾无疑也；先后俱失其守者，夭促弗卜也。若以人之作用言，则先天之强者不可恃，恃则并失其强矣；后天之弱者当知慎，慎则人能胜天矣。"（《景岳全书·传忠录·先后天论》）对于"慎"的具体含义，张氏说明道："所谓慎者，慎情志可以保心神；慎寒暑可以保肺气；慎酒色可以保肝肾；慎劳倦饮食可以保脾胃。惟乐可以养生，欲乐者，莫如为善；惟福可以保生，祈福者切勿欺天。但使表里无亏，则邪疾何由而犯，而两天之权不在我乎？"这哪里只是养生之理，把做人的道理也讲得明明白白。

中年时期是人体由盛而衰的转折时期，我国古代对此早有认识。《素问·阴阳应象大论》曰："年四十而阴气自半也，起居衰矣。"唐代大医家孙思邈在《备急千金要方》中说："四十以上，即顿觉气力一时衰退；衰退既至，众病蜂起，久而不治，遂至不救。"为此，张氏认为"人于中年左右，当大为修理一番，则再振根基，尚余强半"（《景岳全书·传忠录·中兴论》），认为"国运皆有中兴，人道岂无再振？"中年求复，可使"老者复壮，壮者益治"（《素问·阴阳应象大论》），提倡不能在衰老之后再重保养。

张氏把求复的重点，放在振元气、重养形、补精血三个方面，"求复之道，其道何居？盖在天在人，总在元气，但使元气无伤，何虑衰败"（《景岳全书·传忠录·中兴论》）。元气即人体生命活动的根本和原动力，但元气是无形的，是通过人的形体反映出来的，如面色红润、精神充盛、形体结实、行动灵活等等，即是元气充足的征象。而形体又是以精血为基础的。"吾之所赖者，惟形耳，无形则无吾矣"。故"养生者，不可不先养此形"；"善治病者，不可不先治此形，以为兴复之基乎？""故凡欲治病者，必以形体为主；欲治形者，必以精血为先"（《景岳全书·传忠录·治形论》）。

张氏认为补精血的最好办法是药饵。"然用此之法，无逾药饵"（同上）。在他的《新方八阵》中，主要有大补元煎、左归饮、三阴煎、两仪膏等，常用药物有熟地、山萸肉、菟丝子、枸杞子、人参、当归等。张氏因在临床好用、擅用熟地，故有"张熟地"之美誉。

说得通俗一点，人犹如一辆汽车，"中年求复"的道理犹如汽车的五万公里保养，在一定时期应给予全面的检修养护，而不是等汽车坏了、开不动了再去修理。定期养护与出了毛病再去修理，其效果是大不一样的。

◎书者寿——书法的养生作用

近年来随着中医"治未病"理念的深入人心，经络养生、四时养生、饮食养生、《内经》养生、道家养生、佛家养生等各种养生方法此起彼伏，书法养生应时而兴是情理之中的事。

有人曾对明清两朝的皇帝、高僧和著名书画家的寿命做了统计，其结果是：皇帝平均寿命不到 40 岁，高僧平均寿命不到 66 岁，书画家平均寿命 80 岁。近现代书家中，八九十岁者难以计数，黄宾虹享九二高寿，更有"北佛南仙"逾百岁者，北京孙墨佛 107 岁，上海苏局仙 110 岁。这不是一个偶然的巧合，定有其必然的内在联系。

书法养生的方式，一是通过练习书法，动手去做；二是通过观赏书法，用心去体味，而这两者是不能分割的。书法的养生作用，古人早有论及。黄匡《瓯北医话》记载："学书用于养心愈疾，君子乐也。"何乔《心术篇》说："书者，抒也，散也，抒胸中之气，散心中之郁也，故书家每得以无疾而寿。"细分之，书法的养生作用可概括为两个方面。

1. 调节心志，宣畅气机

周星莲《临池管见》中说："作书能养气，亦能助气。静坐作楷法数十字或数百字，便觉矜躁俱平。若行草，任意挥洒，至痛快淋漓之候，又觉灵心焕发。"《新体育》1982 年第 6 期载，当人们向百岁老人、著名书家孙墨佛讨教长寿秘诀时，他就说："作书临帖，端坐凝神，专心致志，百念不生，呼吸均称，双目聚精，犹如气功、太极拳之入静……屏气呼吸，出入丹田，周身血脉，新陈代谢。"风和日丽，窗明几净，一杯香茗，二三道友，谈至兴起，展卷挥毫，纸尽兴止，犹如东坡与米芾之同桌挥毫，这是多么惬意的事情啊！在这种既兴奋又不失度的状态里，自然是十分有利于人体健康的。

当因各种原因内心忿忿不平时，奋笔疾书，也不失为一种排泄情感、去除烦恼的好方式。陆游《草书歌》曰："倾家酿

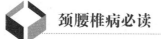

酒三千石，闲愁万斛酒不敌。今朝醉眼烂岩电，提笔四顾天地窄。忽然挥扫不自知，风云入怀天借力。神龙战野昏雾腥，奇鬼摧山太阴黑。此时驱尽胸中愁，捶床大叫狂堕帻。吴牋蜀素不快人，付与高堂三丈壁。"陆游在诗中说，倾家酿成的万斛美酒，仍无法排遣胸中的无限愁，而唯有挥写草书时痛快畅适的心境，才能一泄其闷。创作的过程可以调节心志，而书后自我欣赏，或欣赏名帖佳作，同样赏心悦目，可以起到同样的作用。史书曾有隋炀帝欣赏"梅熟时节满园香"，"京都无处不染雪"图而愈病的记载。

2. 疏通经络，调和气血

卫铄《笔阵图》云："下笔点画波撇屈曲，皆须尽一身之力而送之。"包世臣在《艺舟双楫》中作《执笔图》诗云："全身精力到毫端，定气先将两足安。悟入鹅群行水势，方知五指齐力难。"习书时，先要澄神静虑，然后落笔；挥毫时全身用力，徐疾有止，行而有序，动而不劳，有助疏通人体经络，运行气血，大益健康。静中有动，动而不乏，动静乐寿，实乃书法养生之理也。

欲获得书法养生的实效，有两点是很重要的，即书者书写时必须集中精力，心无旁骛，但也不能太紧张，要自然调适；二是要持之以恒，没有长时间的磨炼，是难以取得成效的。书法对一些慢性病、老年病、心理疾病、缓解白领职场精神紧张等，大有益处。如果我们通过一段时间的书法养生训练，既医好了病，调整了情绪，又爱上书法艺术，岂不是两全其美的办法？当年郭沫若夫人于立群患神经衰弱，百治罔效，练习书法数年后其病竟不药而愈，其书法亦大有长进，还受到了毛泽东主席的赞扬。

◎绍兴养生习俗的启示

绍兴的老百姓养生有自己的独到之处，这从绍兴人的风俗、方言中可以体现出来。

1. 衣

在穿的方面，重视"冻九焐四"。认为四月的春天，春寒料峭，人们应多穿一些衣服，以防着凉；九月的秋天，即将入冬，不妨衣服少穿一点，先适应一下冬天的寒冷。"寒从脚起"，"人老脚先衰"，这是老年人的老话，认为下身保暖比上身保暖更重要，因此习惯"上焐勿如下焐，下焐勿如一条棉裤"。

2. 食

绍菜自成一系，绍兴人也称得上是美食家。绍兴人将饮食习俗与养生结合，看似平常却大有学问。"饭焐萝卜抵人参"，把消食、开胃、营养丰富的萝卜比作人参，经济实惠。当然，对萝卜的食用季节也有专门要求，"冬吃萝卜夏吃姜，到老勿用看先生（指大夫）"。"斤鸡四两鳖，下筷勿肯歇"，"鲶鱼尾巴鲫鱼头，吃得讨添头"，告诉人们斤把重的鸡和四两左右的鳖，鲶鱼尾巴和鲫鱼头，不但味道鲜美，而且营养丰富。对饮食禁忌更是加以说明，"过夜茶，毒如蛇"，"桃子得病，李子送命"，"话多伤神，食多伤身"，"浓茶猛酒，少活十年"，"一勿可赌力，二勿可赌食"，"夜饭少吃口，活到九十九"，"酒多伤人，气多伤神"。绍兴人还有冬令进补的习俗，进补的方法有大补药、大补酒、膏滋等，如参、茸、阿胶、枫斗、冬虫夏草之类也是常用的。

3. 住

绍兴人喜欢选择向阳、地势高燥、依山傍水之地建屋而居，其祖先的"干栏式"建筑，既防虫兽，又抗潮湿。

4. 行

三月踏青、放风筝，端午赛龙舟，重阳登高，腊月（十二月）左右掸尘等习俗，都利于健康长寿。

绍兴百姓的养生态度是积极的、平和的，老年人常告诫年轻人，"朝吃粥，夜独宿，勤洗浴，自安乐"；"酒色财气，杀身四忌"。没有高深的道理和空洞的说教，也没有特别难做到的要求，让人听得明白，容易做到，如此而行，其结果自然是"自安乐"。绍兴百姓还十分重视心态与健康的密切关系，"做做做不煞，气气要气煞"，"乐能解百病，酒不解真愁"，"讲讲笑笑散心，勿讲勿笑要成病"，"心宽病自宽"，"心宽体胖，气宽寿长"。强调养生犹如笋子成竹，需要日积月累，前因后果，"今年笋子来年竹，少壮体强老来福"。

上面所述，仅是绍兴人养生习俗中的沧海一粟，但窥一斑以见全貌，您能从百姓养生的"草根"特色中，得到有益的启示吗？

◎头倒悬，背撞墙，不妨右手改左手

人的习惯姿势大多是站立位或坐位，常常是低头、弯腰干活，百分之九十以上的人习惯使用右手。

人的脊柱由颈椎、胸椎、腰椎和骶尾骨构成，借椎间盘、椎间关节、韧带、肌肉、筋膜等软组织紧密相连，脊髓和马尾神经位于椎管内，脊神经和供椎管内正常营养的血管从椎间孔出入。正常情况下，脊柱借助各种软组织的调节，可在生理范围内做前屈、后伸、左右侧屈、左右旋转等三维方向的运动，以适应各种工作、学习和生活的需要，但当脊柱超负载（尤其是偏载）或超限度运动时，就会造成椎体病理性位移、小关节紊乱及各椎间软组织损伤，影响其正常代谢及功能，出现相应的症状和体征，如局部疼痛及功能障碍。影响到神经，可出现该神经管理区域的感觉减退、疼痛或麻木，肌肉肌力下降，肌肉萎缩；影响到脊髓时，则出现受损伤部分所管理区域的相应症状。

由于我们的习惯姿势，使得维持习惯姿势的韧带、肌肉、筋膜等软组织长期受累，引起劳损，而其他姿势下的韧带、肌肉、筋膜等软组织却长期处于松弛状态。因此，当我们平时有意识地调整习惯姿势，可以明显减少或减轻颈椎病、腰椎病的发病率和严重程度。

具体做法：

头倒悬：平时有意识地将头后仰；睡前将头自然挂在床沿下 5~10 分钟。

倒悬状态下，使得颈椎在直立或低头时的压迫状态得以充分放松；同时颈椎周围的软组织被拉伸，能促进血液供养与新陈代谢，有利于促进肌体的恢复。

背撞墙：在离墙 10~15cm 处站立，全身自然放松，用背

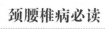
部向后撞击墙壁，待身体弹回后再撞击，约 1 秒钟撞一下，并随着节奏自然呼吸。碰撞的顺序依次是背的上部、腰、下部、左右肩胛和左右侧背，争取整个背部全部撞到。撞击时，动作要有力但不可过猛，保持协调均匀。撞击左右肩胛上的穴位，对头面部疾病、颈椎病、肩周炎有效；撞击背的侧部，能治疗肋间疼痛，撞击颈肩部的大椎、风门等穴位，对颈椎病以及颈肩综合征更适宜。

背部撞墙法虽然很简单，但在锻炼的过程中，衣服可适当穿得厚一点，并注意循序渐进，一开始最好只做 5～10 分钟，再渐渐延长到 30 分钟左右。年纪大的人，一次只可撞 3～5 分钟，而对患有严重心脏病或尚未明确诊断的脊柱病，以及内脏下垂、血压过高、脾巨大、严重肝硬化或晚期肿瘤等的患者，则不宜用此法锻炼。

右手改左手最简单，只要我们有意去做都能做到。

上述方法，虽然易学易做，但贵在坚持，只要持之以恒，必有收获。生活中的点滴改变，都会带给我们意外惊喜。

◎家务亦健身，何必拘形式

当今的世界竞争异常激烈，紧张的生活节奏令人们需要一个强健的体魄去完成自己的使命。同时，随着物质生活水平的不断提高，人们对健身亦有了更高的要求，健身已成为今日社会普遍关心的问题。然而，由于时间和条件的限制许多人都无缘进健身房或公园锻炼，是否有费时少而简单有效的锻炼方法呢？其实，人们每天从事的家务活，就是很好的健身方法，只是人们没有意识到，不加利用罢了。

就拿女同志编织毛衣、毛裤来说吧，在编织过程中，两手的掌指关节腕关节、肘关节、肩关节及整个上肢的肌肉都在不停地活动，有助于局部血液循环的改善，使关节灵活，肌肉强壮。同时，在编织时，需要编织者集中精力，凝神工作，这犹如气功的入静，有益于身体健康。而当一件设计新颖、美观大方的毛衣完工，受到爱人和孩子的夸奖、旁人的羡慕时，编织者心中的高兴之情自不待言，心情舒畅就是健康的催化剂。经专家研究证实，织毛衣等类似的活动，对改善神经衰弱、肩关节周围炎、上肢骨折后肌肉萎缩、关节活动不利等的症状，大有好处。

又如扫地，对锻炼臂、腰均有好处，要收到最佳效果，扫地时站在一点，双手持扫帚，尽量扩大挪动的面积范围，然后双脚才挪向另一点。此外，携物上楼梯 5 分钟，可消耗 251.04 焦耳热量，下楼梯 5 分钟，可消耗 146.44 焦耳热量，对臀部、小腿的肌肉及踝、膝、髋关节有利。熨衣服 45 分钟，可消耗 753.12 焦耳热量，对手臂、上背部及双肩有益。用手洗衣服 1 小时，消耗能量 794.96 焦耳，可锻炼臂肌、胸部肌肉。又如烧菜、铺床、洗碗、擦车等，都有益于人的健康。干家务时，可使人的肌肉、关节——"筋、骨、皮"都得到锻炼，而换来的结果是整洁的地板、明净的窗几、飘香的菜肴、全家老少和谐的笑声，又使人的精神获得快感，可谓内练"精、气、神"。

要使家务健身收到良好的效果，首先一条是应带着愉快的心情去干活，千万不能将它视作一种负担。人们总是习惯在上

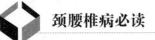

班前和下班后匆匆干家务，干这事时又想着那事，压得透不过气来，只把它作为生存的义务，自然无法体会其中的乐趣，享受其健身的效果了。其次，做家务时应尽量使全身各关节、肌肉都得到活动，避免长时间做单一活动。

家务亦健身，何必拘形式，请君不妨试一试。

◎健康的"零存整取"

人们都知道"零存整取"是一种很好的积蓄方法，可对健康"零存整取"的道理，却知者寥寥。

现实生活中常有这样的事：甲乙两人，原来甲有胃病，体较弱，而乙的身体很棒。甲由于能保持良好的生活习惯，饮食有节，起居有常，不喝酒不抽烟；而乙自恃体壮，生活无规律，酒烟不忌，饱饥无度。一两年下来，甲渐渐强壮起来，乙则今日胃痛，明日咳嗽，反不如甲健康。又如人的视力，有人虽读书万卷，由于能保持良好的看书习惯，仍不近视；可有人明知躺着看书不好，每次都原谅自己，下不为例，一旦不良习惯养成，改正亦难，小学还未毕业，鼻梁上已添了一副眼镜。可见，保持良好的生活习惯并持之以恒，日后就能获得意想不到的结果，这正是健康"零存整取"的意义所在。

医学家通过研究发现，人们的日常生活习惯，对身体健康的影响远远超过所有药物的影响。有规律的生活，能使人更好地适应外界环境，建立起一系列条件反射，人体的功能活动趋于更协调和统一，从而有益于健康。

由于年龄、个性、体质、工作、生活条件诸因素的不同，每个人都可以有适合自己的生活习惯，只要合理、可行，都是可取的。这里介绍莱斯特等人为老人设计的七条生活习惯，可供参考。

1. 每天保持 7~8 小时睡眠。

2. 有规律的早餐。

3. 少吃多餐，每天可吃 4~6 餐。

4. 不吸烟。

5. 不饮酒，或只饮少量低度酒。

6. 控制体重，使体重不低于或高于标准体重的 10%。

7. 每天坚持体育锻炼。

亲爱的朋友，以您平时的点滴投资——注意培养良好的生活习惯，换来延年益寿的巨大效益，何乐而不为呢？